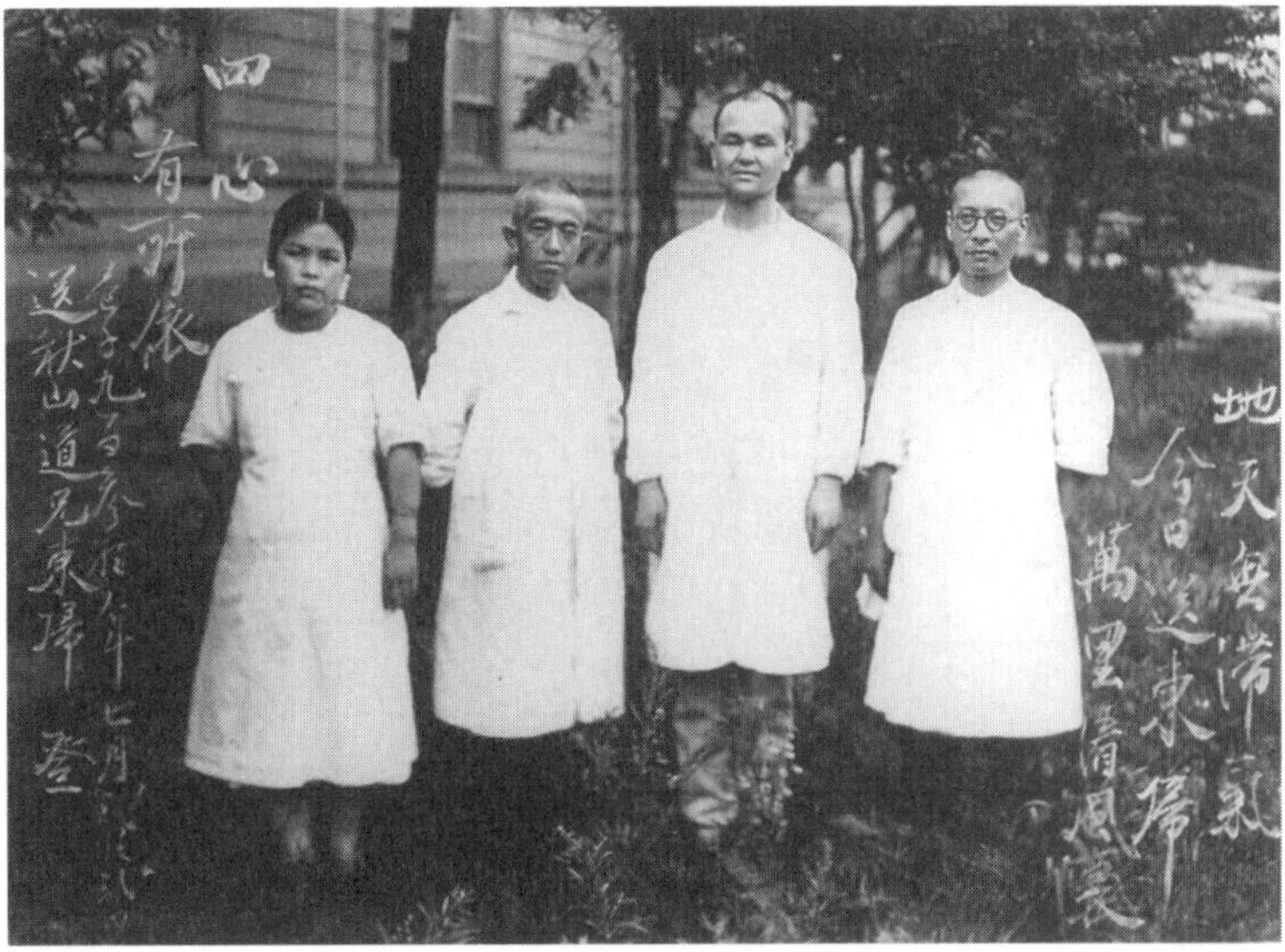

孤高のハンセン病医師

小笠原登「日記」を読む

藤野豊

六花出版

孤高のハンセン病医師

小笠原登「日記」を読む

目次

序章

小笠原登「日記」の史料的意義

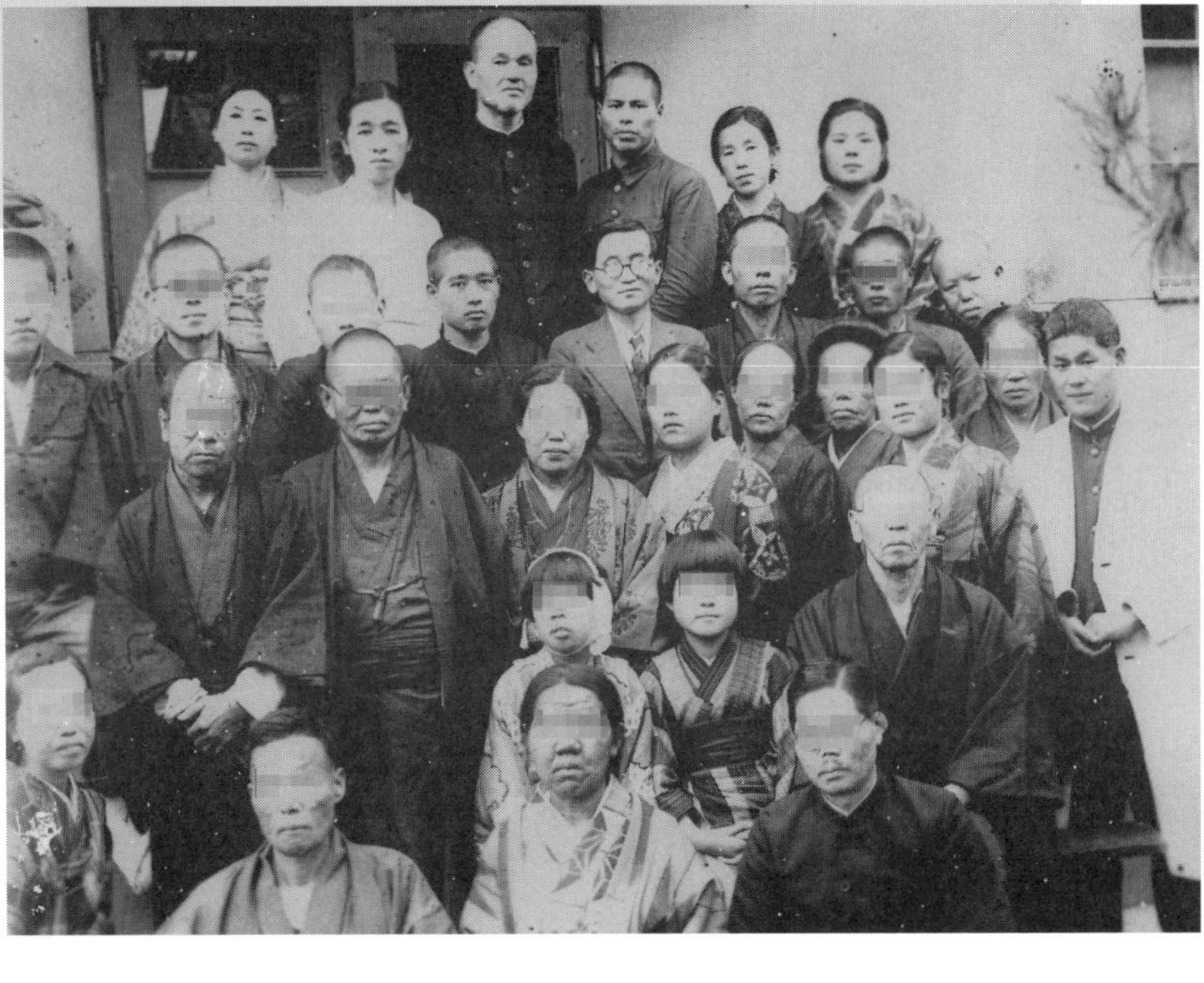

京大皮膚科特別研究室時代の小笠原登（最後列中央。写真の一部を加工してあります）

はじめに

　わたくしがすべてのハンセン病患者を生涯にわたって強制的に隔離するという日本の絶対隔離政策の歴史の研究に着手したのは、一九八八年の夏であった。当時、ハンセン病患者への絶対隔離政策が重大な人権侵害であるなどということは、ほとんど社会的に知られていなかった。法学者や弁護士から絶対隔離の法であるらい予防法は違憲だという声はあがっていなかったし、宗教者の間にも、自らの教団がおこなった隔離された患者への布教活動が絶対隔離政策を支えていたなどという自省の念はほとんど生まれていなかった。ジャーナリズムにおいても、隔離された患者への同情的記事は散見できるが、絶対隔離を人権侵害とする報道はわずかであった。そして、わたくしが末席を汚す歴史学界でも、隔離された患者の歴史への関心など研究対象の論外であった。むしろ、光田健輔ら絶対隔離政策を推進した医師たちは「救癩」に人生を捧げた人物として一部の医療関係者や宗教者の間で神聖視されていた。わたくし自身もまた、そうしたなかにおり、偶然の機会にハンセン病患者への絶対隔離政策の実態を知り、驚愕するというありさまであった。絶対隔離の実態を知った衝撃は大きく、驚愕から覚めたわたくしは手探りで絶対隔離政策の歴史の研究をはじめた。当時のわたくしを支えてくださったのは学界ではない。全国各地のハンセン病療養所の入所者の方々であった。

　そもそも、当時は絶対隔離を規定したらい予防法が存在しており、わたくしも、国立ハンセン病療養所の所長から「隔離政策により日本のハンセン病患者は激減した」という発言を聞き、言葉も出なかった経験がある。しかし、当時、入所者の方々にらい予防法の改正、もしくは廃止の話をすると、多くの場合、否定された。わたくしに自らの隔離の体験を語り、隔離に関する史料を提供し、研究を応援してくださったにもかかわらず、話がらい予防法廃止に及ぶと、皆が言葉を濁した。らい予防法があるから今の生活が保障されているのであり、法を廃止したら今後の生活が不安になるというのが、その理由であった。

また、優生保護法により、隔離されたなかで堕胎や断種を強要されたことについても、それが人権侵害であるとは、なかなか理解されなかった。隔離されたなかで、子どもをつくっても養育できないからやむを得ないということが、その理由であった。国は入所者にこうした不安感や諦観を植え付け、それにより戦後も絶対隔離政策を維持してきたのである。もちろん、少数ではあるが、らい予防法や優生保護法に反対していた方もいた。たとえば、栗生楽泉園の故谺《こだま》雄二氏のように。しかし、療養所の外においても、内においても、ハンセン病患者への絶対隔離政策を人権問題として取り組もうという議論はきわめて弱かった。

そうした現実に立ちすくんでいたわたくしは、戦前・戦後を一貫して絶対隔離政策に反対し、ハンセン病患者の通院治療、通常の入院治療を実施していた小笠原登という医師がいると知ったとき、そこに大きな希望を見出した。そして、小笠原について学ぶなかで、国策に反しても、自己の医学的知見に基づく医療実践を貫いたその姿勢に、戦時下においても学問の自由を守った稀有な学者としての尊敬の念をいだくにいたった。わたくしは、医学にはまったく門外漢であるが、小笠原の医学的知見を理解しようと、東京大学医学図書館、京都大学医学図書館、京都府立医科大学附属図書館などに何度も通い、小笠原が書いたハンセン病に関する論文、学会発表を可能なかぎり読み通し、自らの研究対象としても小笠原にますます魅かれていった。

一九九六年四月一日にようやくらい予防法は廃止され、二〇〇一年五月一一日にはらい予防法違憲国賠訴訟でも原告勝訴の判決が下り、ハンセン病患者への絶対隔離政策が人権侵害であったという認識が社会に広まった。小笠原が、一貫して主張していたことが、ようやく日本社会にも理解されるようになった。

以来十数年が経過した。ハンセン病絶対隔離政策が誤りだったとする認識は社会に定着したかに思える。

しかし、現実はそうではなかった。

癩予防法（一九三一年公布）・らい予防法（一九五三年公布）は人権侵害の法であるが、一九〇七年に公布された法律「癩予防ニ関スル件」は患者救済の法であった、ハンセン病療養所は患者救済の場で「アジール（聖域）」であった。隔離されない自宅療養患者もおおぜい残されていたのであるから絶対隔離政策は不徹底であった、国の過ちを追及したり患者の被害を強調する「糾弾の歴史」「被害の歴史」を克服しよう、隔離した国家を悪、隔離された患者を善とする単純な歴史を乗り越えよう等々――。

こうした実証を伴わない、あるいは史料批判能力を欠いた、きわめて主観的かつ政治的な暴論がアカデミズムのなかから巻き起こり、そうした暴論が「新しい研究の地平」であるかのごとくもてはやされるようになったのである。

わたくしは、こうした潮流に対し、実証を伴わずに自己の主張を一方的に論じる、まさに理性と知性を否定したハンセン病問題における歴史修正主義であると指摘する。こうした「新しい研究の地平」の背景には、定説とは異なる説を唱え、学界で注目される研究業績をつくりたいという研究者の名誉欲や、ハンセン病回復者と共に歩みつつ研究し、絶対隔離政策が人権侵害であったことを明らかにしてきた在野の研究者に対するアカデミズムに安住する研究者の差別意識、さらに絶対隔離政策により生じたハンセン病患者への差別を部落差別など他の差別との連鎖のなかで考えようとすることへの拒否感、その拒否感を支える歴史学界に影響力を持つ政治主義などが横たわっている。

わたくしは、こうしたアカデミズムに安住し、権威を求め、権威におもねる研究者たちの愚かさにへきえきするなかで、あらためて孤立を恐れず、自らの学問的知見に従い行動した小笠原登への尊敬の念を強くし、本書の執筆を志した。本書は、国策により差別されたひとびとを、自己の研究業績のための単なる研究材料としてしか考えない、アカデミズムの権威に安住、鼓腹する者へのわたくしのたたかいの宣言でもある。

しかし、本書は歴史学の書である。小笠原登は顕彰の対象ではなく、検証の対象である。小笠原は、癩予防法に違反しないように慎重に配慮しながら絶対隔離に抵抗した。こうした事実を踏まえて、小笠原を絶対視することなく、史料に基づき叙述する。

その基本となる史料は、小笠原の生家である圓周寺《えんしゅうじ》に所蔵されている「小笠原登関係文書」中の「日記」および関連する書簡や書類である。これらの史料をとおして、小笠原が、どのように絶対隔離政策とたたかったのか、どのように患者と接したのか、その実像を示すこととする。そして、小笠原の言動をとおして、あらためて絶対隔離政策が人権侵害であったことを確認していきたい。

第一節――ハンセン病絶対隔離政策の歴史

小笠原登は、ハンセン病患者への絶対隔離政策に反対した医師として、近年、ようやくその名が知られるようになった。そして、小笠原登「日記」の解読により、小笠原が絶対隔離という国策と戦中・戦後をとおしてどのように格闘したのか、その軌跡も明らかにできるようになった。本書の冒頭において、そうした小笠原の格闘の軌跡を理解するための前提として、国家によりなされた絶対隔離政策の概略を記しておく。

一九〇七年に法律「癩予防ニ関スル件」が公布され、ハンセン病患者に対する生涯にわたる強制隔離の歴史が始まる。日露戦争の勝利から二年目に当たるこの年、「大国」「文明国」という意識を強くした大日本帝国にとり、ハンセン病患者は「文明国」の恥辱と映った。患者を隠す手段として隔離が開始され、一九〇九年、東京府に開設された全生病院をはじめ北部保養院（青森県）、外島保養院（大阪府）、大島療養所（香川県）、九州療養所（熊本県）の連合道府県立の療養所が開設された。設立当初、五療養所の定員合計は一一〇〇人にすぎない。一九〇〇年におこなった内務省調査では、日本のハンセン病患者は三万人を超えていたので、当初の隔離定員はその四％に満たなかった。法の隔離対象は自費で療養できない患者に限られ、事実上、神社・仏閣の門前で物乞いするような放浪患者が主たる隔離対象であった。「癩予防ニ関スル件」は、物乞いする患者に雨露をしのぐ場所を与えたということで、この法律を患者救済の法だとする論者もいるが、これは浅薄極まりない主張である。隔離された患者は、療養所のなかで労働を強制され、後述するように断種・堕胎を強制され、反抗すると恣意的に監禁された。このような場がなぜ、救済の場と言えるのか。しかも、この法律は、以後の絶対隔離への第一歩であった。

法律制定に尽力し、以後もハンセン病患者隔離政策を推進していく全生病院医務局長（当時）光田健輔が「全患者の一割にも足らざる二千〔ママ〕人の患者を病院に収容したりとて其効果して幾何ぞ、然れども此規則の精神益民間に普及するに従ひ、貧困者の続々病院に入院を請ひ来るは必然の結果にして、当局者が療養所を増設するの已むなきに至るも亦自然の勢ひなり」（光田健輔「癩問題の今昔」『東京養育院月報』一〇三号、一九〇九年九月）と述べているように、以後、順次、療養所を増設し、定員を拡大していくことが企図されていたのである。

一九一五年、光田健輔は全生病院長に就任、ハンセン病患者への断種を開始、以後、これは全国の療養所に普及していった。患者は隔離されるだけではなく、子孫も絶やされていく。また、光田は一九一五年に「癩予防ニ関スル意見」を内務省に提出し、そのなかで、今後の隔離政策について「離島に絶対隔離」「公立療養所の新設・拡張」「自治の患者集落の建設」の三案を提案した。光田は、患者が逃亡できないように、離島に隔離することを最善とする一方、絶対隔離が達成されるまでの過渡的措置として療養所の新設・拡張や群馬県草津温泉の湯之沢集落のような「自治の患者集落」の存在も認め、活用しようと考えていた。そして、一九一七年、内務省に設置された保健衛生調査会委員として絶対隔離の島の適地調査をおこなった光田は、最適地として西表島を、次善の地として岡山県の鹿久居島と長島をそれぞれあげ、結局、内務省により長島が離島隔離の地に選ばれる。同調査会も、一九二〇年、当面の隔離目標を一万人とする計画を作成、一九二九年には、長島に大規模な国立ハンセン病療養所を開設するため、法律「癩予防ニ関スル件」に国立療養所設置の項目が追加され、翌年、国立療養所長島愛生園が開設された。そして、光田健輔が初代園長に就任する。

さらに、一九三二年には、草津温泉の湯之沢集落の患者を隔離収容するため、第二の国立療養所栗生楽泉園も開設される。同園には、一九三八年に「特別病室」という重監房がつくられ、各療養所の監禁室では生ぬるいとされた反抗的な患者がここに監禁され、判明しているだけでも二二名が自死、凍死、衰弱死させられた。このように、法律「癩予防ニ関スル件」制定以後、着々と光田の構想どおりに、絶対隔離に向けて事態はより過酷に進んでいたのである。

そして、一九三一年、法律「癩予防ニ関スル件」は癩予防法へと改められた。それまでは自費で療養できない放浪患者などが隔離の主たる対象であったが、新たな法律によりすべての患者が隔離の対象となった。ここに絶対隔離に向けた法体制が完成した。国策は、法律「癩予防ニ関スル件」で、隔離の事実を積み上げ、段階的に隔離を拡大し、ついに絶対隔離の法である癩予防法にたどり着いた。法律「癩予防ニ関スル件」は患者救済の法であったなどという議論は、こうした政策の流れを故意に無視した政治主義的謬論にすぎない。

さらに、一九三一年に癩予防法が公布されると、絶対隔離を支える世論を形成するため、同年、貞明皇后の下賜金も基金に組み込んだ財団法人癩予防協会が設立され、「救癩」が国民に求められた。「救癩」とは、国家の絶対隔離政策を前提に、それを推進するための世論啓発、献身的と賛美された療養所職員への感謝、隔離された患者への慰撫の諸行為を意味する。そして、こうした「救癩」を掲げた活動には多くの宗教者が参加した。賀川豊彦が中心となってキリスト者により設立された日本MTL、武内了温が中心となった真宗大谷派光明会などの活動はその一例である。こうした「救癩」団体は、隔離されることこそが患者の幸福であると理解し、国民には患者への同情を説き、患者には信仰生活のなかで隔離を受容することと国家・皇室・国民に感謝して暮らすことを求めた。

とくに貞明皇后は、一九三二年に「つれづれの友となりても慰めよ　行くことかたきわれにかはりて」という「癩患者を慰めて」と題する歌を詠み、以後、「救癩」の象徴とされていく。貞明皇后は、ハンセン病患者の膿を吸ったという伝説が残る八世紀の光明皇后の姿と重なり、患者は皇后の恩に感謝して隔離に応じるべきだとの世論が形成された。そして、この年から貞明皇后の誕生日である六月二五日は「癩予防デー」とされ、毎年、この日を中心に癩予防協会などが隔離を進める宣伝・啓発活動を実施するとともに、日常的に警察の監視下に置かれていた未隔離の在宅患者に対し「癩患家の指導」の名の下に、隔離に応じるよう説得がなされた。

まさにこの時期、一九三一年の九月には柳条湖事件が勃発、日本の「満洲」侵略が本格化し、以後、一五年に及ぶアジア・太平洋地域に対する侵略戦争が開始されるが、長期戦に向けて軍部による国民体力の強化が叫ばれるなか、ハンセン病患者の絶対隔離が進行していく。「民族浄化」という言葉が隔離の課題として叫ばれるが、それはこの戦争に向かう時代の体力強化という国策の背景をなした優生思想を反映したものであった。

一九三六年、内務省衛生局は同年から二〇カ年で絶対隔離を達成するという「二十年根絶計画」を発表した。癩予防法のもとに立案されたこの計画は、その名の通り二〇年間で日本からハンセン病患者を根絶するというものであったが、その第一段階として、まず一〇年間で一万人の隔離が目標とされた。この計画を実践するため、光田健輔らが主導して、無癩県運動が本格化する。この運動は、各道府県を競争させる形で、警察情報や隣人からの密告などにより自宅で療養している患者を探し出し、療養所への隔離に追い込んでいくものであった。その結果、多くの療養所は定員超過という事態に直面する。

また、長らく療養所がなく、患者が集落の一角に「部落隔離」されていた沖縄県では、県により一九三一年に宮古島に宮古保養院が、一九三八年に沖縄本島に国頭愛楽園が開設され、沖縄MTLにより無癩県運動が展開される。

そして、「紀元二六〇〇年」に当たる一九四〇年になると、その「奉祝」の一環として当面の目標であった一万人隔離が予定より六年も早く達成された。当然、過酷な患者の摘発があったわけで、熊本市郊外の本妙寺周辺にあった患者集落も、この年に警察により解体させられ、患者は隔離収容された。そして翌一九四一年には草津の湯之沢集落も解体され、患者は栗生楽泉園に隔離収容された。湯之沢集落の存在を根拠に、隔離されない患者もおおぜいいたではないかという主張もあるが、その湯之沢集落も解体され、住民は栗生楽泉園に強制移住させられたのであり、湯之沢集落の存在をもって、絶対隔離不徹底の根拠とすることは恣意的議論であり、誤りである。むしろ、湯之沢集落は絶対隔離の厳しさの根拠となるのである。

湯之沢の集落が解体させられた一九四一年には、七月一日をもって、それまでの連合道府県立の療養所がすべて国立に移管されている。連合道府県立では、原則として、その道府県内の本籍がある患者しか隔離収容できないが、国立に改組すれば、全国どこからでも隔離収容できる。国立療養所に改組したほうが絶対隔離を徹底できるのである。

これにより、全生病院は多磨全生園に、北部保養院は松丘保養院に、台風で壊滅した外島保養院の後身となった光明園（一九三八年、岡山県に長島愛生園に隣接して開設）は邑久光明園に、大島療養所は大島青松園に、九州療養所は菊池恵楓園に、それぞれ改組・改称された。国立療養所はすでに長島愛生園・栗生楽泉園のほか、星塚敬愛園（一九三五年、鹿児島県に開設）・東北新生園（一九三九年、宮城県に開設）があり、また、沖縄県の宮古保養院、国頭愛楽園もこのとき、国立に移管され、さらに、一九四三年には国立の奄美和光園（鹿児島県）が、一九四四年には戦地でハンセン病を発症した傷痍軍人のために駿河療養所が、それぞれ新設された。

このように、戦争が激化するなかでもハンセン病患者への絶対隔離政策は維持された。アジア・太平洋戦争末期、沖縄戦に備えて大量の日本軍が沖縄に投入された際、将兵への感染を予防するため、軍による患者隔離が徹底された。また、朝鮮、台湾、「満洲国」、「南洋群島」などの日本の植民地、および事実上の植民地においても、ハンセン病患者への絶対隔離政策は実施されていた。

そして、戦後も絶対隔離政策は維持され、無癩県運動も継続される。絶対隔離はいっきに完成したわけではない。戦後になっても未隔離の患者はおおぜい存在していた。未隔離の在宅患者は都道府県の「癩患者台帳」に記載され、警察により監視され、いつ隔離されるかと恐れながら暮らしていた。絶対隔離政策とは、未隔離の患者もいつでも隔離できるように、警察と行政の監督下に置いていたことを意味するのであり、未隔離患者がおおぜいいたことをことさらに強調し、絶対隔離政策の不徹底を強調する論のごときは、こうした事実を故意に無視し、史料批判を欠いた未熟な研究である。戦後の無癩県運動はこうした未隔離の患者をも隔離の対象としていく。

一九四七年五月二七日、菊池恵楓園長宮崎松記は「癩の調査収容に関する意見」を記し、そのなかで、「癩患者の存在を知ったものは無記名を以て其所在を保健所又は県市町村の衛生当局に申告投書せしめる」こと、「申告を受けたる当局は直ちに保健所又は療養所と連絡し、技官を派遣して患家を訪問検診の上、癩と確認した場合はこれを台帳に登載して収容の手続をとる」こと、日本MTLなどの「民間の救癩団体」と協力して宣伝・啓発・患者収容を進めることなどを求めた。京都帝国大学の同門として小笠原とも親しかった宮崎ではあるが、ハンセン病患者対策については小笠原と見解を大きく異にし、戦後も無癩県運動を継続することを主張していた。

しかも、こうした主張は宮崎のみのものではなかった。同年六月六日~七日に開催された国立療養所(癩)所長・庶務課長会議でも栗生楽泉園より「速かに癩患者の一斉調査」をおこない「癩根絶計画」を確立することが求められ(厚生省「国立療養所(癩)所長・庶務課長会議」)、一一月七日には、厚生省予防局長より各都道府県知事宛てに「無癩方策実施に関する件」が通牒され、「無癩国建設」が求められた。この通牒に付された「無癩方策実施要項」には療養所からの脱走防止とともに帰郷者の療養所への復帰、未収容患者のうち「感染の危険の大きいものから」の順次隔離収容、さらには各療養所の定員以上の収容とそのための増床が明記されていた。これにより、実際には感染の危険性はないと判断され帰郷が認められた者までが再入所させられることになった。すべてのハンセン病患者の隔離という無癩県運動の目的はより鮮明となった。そして、この隔離の徹底には私立療養所も動員され、まさに、国立、私立の療養所を網羅した患者の隔離収容がめざされたのである(長野県「らい例規」、長野県庁所蔵)。

このように無癩県運動の継続、徹底が求められた一九四七年といえば、アメリカ合州国で製造されハンセン病の特効薬となるプロミンによる治療が日本でも開始された年である。以後、静脈注射剤のプロミン、大阪市にある吉富製薬がプロミンを国産化したプロトミン、さらにプロミンから精製した経口錠剤プロトゾル等による化学療法が広まり、ハンセン病は「不治」と決め付けて絶対隔離を正当化してきた論理そのものが崩壊していく。しかし、こうしたとき、療養所長たちは化学療法の効果に懐疑的であり、無癩県運動を徹底して隔離の強化を図ろうとしていた。

さらに、大阪市衛生部予防課が一九四八年に作成した『癩予防の栞』において、執筆した多磨全生園医官田尻敢が「戦後の新日本の第一の文化運動として、無癩日本の樹立を目標とする事を提唱」し、ハンセン病は「多くは治療によつて病気は軽快はするが全治は困難である。これがため癩の対策としては、癩患者を全く療養所に収容する事が最も重要な処置であ」って、これが「対策の唯一のものであつてこれ以外にはない」と断言している事実も見逃せない。田尻は「患者を健康者から隔離して、社会を保護する一方、社会も亦患者に永い治療生活をつゞけさせる様につとめる義務がある」と述べる。田尻の論もまた、絶対隔離政策を維持し、無癩県運動を推進するものであった。

しかし、その後、化学療法の進展により、ハンセン病の治癒は否定できない事実となる。厚生省医務局長東竜太郎が、癩予防法を改正して、軽快者の退所を認めるべきだと発言したのは、一九四八年一一月二七日、第三回国会衆議院厚生委員会の場であった。強制隔離の強化、無癩県運動の強化が叫ばれる一方で、現実の問題として、「軽快退所」の必要性が浮上していた。厚生省は、軽快者を退所させることで定員を空け、そこに新たな患者を隔離するという方針であった。

しかし、こうした厚生省の方針でさえ、所長の間から猛反発された。一九四九年六月の癩療養所長会議のメモには、「遺言」として「軽快者だとて出してはいけない」と力説する長島愛生園長光田健輔の言が記されている。結局、この会議の場では、厚生省の「軽快退所」を認めることには所長たちの同意が得られず、「無癩運動の結論」として、療養所の「収容力を出来るだけ多くする」ことや、旅費を都道府県が負担して住民の「一斉検診」をおこなうということが確認された。まさに、会議では「軽快退所」は棚上げされ、無癩県運動の強化のみが合意されたのであった。

こうして、戦後の無癩県運動は展開されていく。福島県衛生部編『国から癩を無くしませう』(一九五〇年)や愛知県衛生部編『癩の話』(一九五〇年)などは、そうしたなかで編まれたものである。前者は、全患者を隔離することがハンセン病根絶に必要であり、「本人の為にも、世の中の為にも」患者は療養所へ入るように勧め、療養所を「癩患者の楽園」と表現した。また、後者は、愛知県の無癩県運動についても紹介しているが、それによれば、同県では、一九五〇年までに、未隔離患者三〇五人のうち半数弱の一四〇人を療養所に収容している。小笠原の地元愛知県は無癩県運動を「忠実に活発に展開」していった。[1]

厚生省でも、一九五〇年度から国立ハンセン病療養所の病床を二〇〇〇床増加させることを決め、厚生省公衆衛生局長は各都道府県に対し、一九五一年四月、「未収容患者の収容に重点をおき、らい予防事業を強力且つ徹底的に推進する」方針を通牒し、一九五二年四月には同様に「登録未収容患者の完全収容」を通牒している(前掲長野県「らい例規」)。さらに、一九五一年一〇月に改正された「国立療養所入所規定」には「療養所における療養の必要がなくなったとき」は療養所長は患者に退所を命じることができると書かれていたが、その対象から「らいを除く」と但し書きされていた。結核患者などは治癒すれば退所できるが、ハンセン病患者にはそれを認めないというのが、厚生省の原則であった(厚生省医務局長「国立療養所入所規定の改正について」)。第三回国会における東竜太郎の発言は事実上、撤回された。

プロミンなどの化学療法が普及していくなかで、無癩県運動が展開され、隔離が強化されていくということは、一見すると矛盾しているように考えられる。しかしプロミンは、小笠原の「日記」の記述によれば、保険適用外であれば当時の価格で一本一一〇円と高価であり、病院の外来での治療が受けられない多くのハンセン病患者は、経済的理由から療養所に隔離されるしかプロミン治療を受けられないという現実があった。一九五〇年度からプロミン治療の予算五〇〇〇万円が計上され、療養所内でのプロミン治療が普及すると、プロミン治療を受けたければ、隔離に応じるしかないという、患者を隔離に導く論理が用いられた。前掲した福島県衛生部のパンフレットには、そうした文言が記されている。

こうした国家の基本方針の下で、一九五三年八月、全国国立癩療養所患者協議会（全患協）が厚生省前に座り込みをして抗議する声を無視して、癩予防法はらい予防法と改められた。全患協が求めた治癒者への退所規定は記されず、強制隔離の規定が明記されていた。

大部分のマスメディアは、全患協の必死の訴えにも耳を貸さず、法の改正は社会の関心を集めることもなかった。法曹界も、憲法学界も、医学界も、宗教界も、歴史学界も事の重大性を理解しようとしなかった。第三回国会での東発言により、治癒患者の退所を認めるという方向で始まった癩予防法改正の議論は、まったく逆の隔離強化の内容に帰着した。こうして絶対隔離の国家意思は戦後も貫徹された。そして、この法の下で無癩県運動も維持されていく。

また、一九五一年に死去した貞明皇后を記念して、翌一九五二年六月、高松宮を総裁として藤楓協会が設立され、癩予防協会の事業は藤楓協会に受け継がれた。新たな「救癩」団体が誕生したのである。一方、アメリカ合州国の施政権下にあった沖縄では、一九五〇年代末から在宅治療が開始されるが、その一方では従来の療養所への隔離も継続されていく。在宅治療か隔離か、それを選ぶのは患者ではなく医師であった。したがって在宅治療開始後も、沖縄の無癩県運動は続いていく。その後、厚生省は、化学療法の成果の前に事実上の「軽快退所」を認めるとともに、療養所内の患者の待遇改善を図るものの、法律については改正も廃止もせず、一九九六年まで維持していった。(2)

このように、近現代日本のハンセン病対策は、長島愛生園長光田健輔の主張に象徴されるように、すべての患者を生涯にわたって強制隔離する絶対隔離政策を原則として展開され、患者の治癒をめざした医療は軽視された。そうしたなかで、きわめて少数ではあるが、自らの医学的知見に基づき、絶対隔離に反対し、患者の治癒をめざした医師もいた。本書でとりあげる小笠原登がそのひとりである。

第二節——小笠原登に関する研究史

小笠原登は、一八八八年七月一〇日、愛知県海東郡甚目寺村（現あま市）の真宗大谷派の古刹圓周寺《えんしゅうじ》に生まれ、一九〇五年、真宗京都中学を卒業して僧侶の資格を得た。その後、第三高等学校を経て一九一五年に京都帝国大学医科を卒業、一九二六年より同大学附属医院でハンセン病患者の診療に従事し、とくに一九三八年より、同大学医学部附属医院皮膚科特別研究室（以下、本書では皮膚科特研と略す）の主任としてハンセン病の研究と治療に専念、絶対隔離政策を批判し、癩予防法の下、あえて通院治療や治癒と診断した患者の退院を認めた。小笠原の人生とハンセン病絶対隔離政策の歴史を重ね合せると、**表0-1**のようになる。

小笠原は、京都帝国大学ではじめてハンセン病患者の診療に携わった当時の診療室の実態を、後年、次のように回想している。

其の頃の状態を顧るに我が癩診療室の空気は頗る陰惨なものであつた。癩と云へば万病を懸絶せる悪病であるかに考へられ、癩患者と云へば人間性の無い存在であるかに扱はれて居た。毎土曜日に集つて来る患者は七十名位あつたが、狭い待合にははゐりきれずして大部分は戸外に立つて居た。雨と雪とは傘

表 0-1 | 小笠原登とハンセン病絶対隔離政策の比較

小笠原登の人生		ハンセン病をめぐる状況	
1888	7.10　愛知県甚目寺村の圓周寺で出生		
1905	真宗京都中学卒業　大谷派教師		
		1907	法律「癩予防ニ関スル件」公布
		1909	全生病院など5院開設
1911	第3高等学校卒業		
1915	京都帝国大学医科卒業　同大学副手	1915	全生病院長光田健輔、断種開始
		1920	保健衛生調査会　1万人隔離方針
1925	京都帝大病院皮膚科泌尿器科教室に転出　医学博士取得		
1926	ハンセン病の診療を開始		
1931	「癩に関する三つの迷信」で隔離政策を批判	1931	長島愛生園開設（園長光田健輔） 癩予防協会設立 「癩予防法」公布　絶対隔離 満州事変勃発
1934	長島愛生園をはじめて訪問		
		1937	日中全面戦争突入
1938	京都帝大皮膚科特別研究室主任	1938	栗生楽泉園に「特別病室」設置
1941	「癩は不治でない」を『中外日報』に発表 第15回日本癩学会総会 文部省科学研究費による研究会で「癩ト体質トノ関係」に関し光田健輔らと協議	1941	対米英開戦（太平洋戦争）
		1945	敗戦
1948	国立豊橋病院皮膚科医長に転出	1948	「優生保護法」公布　患者・配偶者への堕胎・断種の法制化
		1953	「らい予防府」公布　絶対隔離継続！
1955	豊橋病院退職		
1957	奄美和光園医官に転出	1957	光田健輔、園長引退
		1958	厚生省　軽快退所の基準発表
		1964	光田健輔、死去
1966	和光園退職		
1970	12.12　死去		

（出典：真宗大谷派宗務所出版部『小笠原登』2003年）

で凌いで居るより外なく、寒風は吹くに任せて居るより外は無かつた。……（中略）……当時癩の診療は午後に限られて居て勤務看護婦は三名であつたが、後には次第に減ぜられて一名となつた。この一名すら時には有名無実の事もあつた。新しく我が診察室の勤務を命ぜられた若い看護婦が、主任看護婦に伴はれて我が診察室の前に立つた時、扉を排して中に入る事に躊躇するものがあつた事を屡々見かけたのは此の頃の事である。慢性潰瘍の截開を行つて鋭匙を要したので繃帯交換場の備品の借用を希望したのであるが許されなかつたのも此の頃の事であると記憶して居る。今癩患者が通ると云ふので或る職員達が揃つて窓を開いて眺めたと云ふ話を聞いたのも亦此の頃である様に記憶する。一看護婦が患者に薬価の釣銭を渡す時に如何にも穢いものに触れるが如き態度を示したと云ふのでその患者が立腹して「俺達がそんなに穢いのか」と云つてその看護婦の腕を摑んだと云ふ様な事も起つた。待合室が汚れるに儘に打ち捨てられてあつたので考妻〔ママ〕に附添つて来た一老人が「たゞさへ悲観して居る患者が斯様な室に入れられる時は一入の悲しさを増す」と云ふので大掃除をして呉れた事があつた。患者用の便所を汲み取るものが無いので小便が溢れて屢々外へ流れ出して居たのも此の頃であつた。

小笠原は、こうした診療室の実態を改革し、一九三六年には「癩は遺伝病に非ず」「癩は万病を懸絶する悪病に非ず」「癩は単に細菌性疾患であると云ふに止まつて強烈なる伝染病には非ず」「癩は治癒する」という標語を診療室に掲げるにいたっている。[3] こうした来歴を持つ皮膚科特研は、まさに小笠原の信念を顕示する場であった。

戦後、小笠原は、一九四八年に京都大学を助教授のまま退職して国立豊橋病院皮膚科医長となり、一九五五年に同病院を退職、その後、一九五七年に国立ハンセン病療養所奄美和光園の医官となり、一九六六年に退職した。和光園退職後は圓周寺に帰り、一九七〇年一二月一二日に死去した。享年八二歳であった。なお、実兄小笠原秀実は仏教哲学者として知られる。

こうした小笠原登を絶対隔離政策に抵抗した医師としてはじめて注目したのは服部正である。それはまだ、らい予防法が厳然として存在し、日本のアカデミズムがハンセン病問題にまったく関心を示していなかった一九七五年のことである。当時、わたくしも高校で日本史を教える教員であったが、ハンセン病患者が受けた隔離の被害にはまったく目を向けていなかったことを、反省を込めて思い起こす。そうした時代に、服部は、絶対隔離政策を推進した光田健輔と対比させて小笠原の実践を取り上げ、次のように小笠原を紹介したのである。

絶対隔離主義に対し、低声ではあったが批判的実践者として不屈の生涯を過したひとりの医師があった。彼は終生ハ病（藤野註：ハンセン病）学界の非主流の異端者として孤立を続け、その医療体制のアウトサイダーに過ぎなかったから、同時代史的影響力は皆無に近かった。将来ハ病医療史が編まれることがあっても、彼にどのような評価があたえられるかは疑問である。

一九七五年当時、ハンセン病患者への絶対隔離政策が著しい人権侵害であったなどということは、社会の関心を集めることもなく、小笠原登の名前を記憶する人はわずかであった。そうしたなかで、小笠原登の医療実践に着目した服部の慧眼に深く敬意を表したい。それだけではなくして、服部が論文の最後で「反隔離主義者としての小笠原登の生涯を総括する時、日本社会事業史上にまずその名を銘記すべきであると思われる。あわせて、現行ライ予防法がなお公共の福祉の装いの下に、隔離主義的基調を色濃くとどめていることを遺憾とする」と述べているように、この時点で、服部はらい予防法への根元的な批判を提示していたことにも、あらためて敬服する。服部の論文は、単に小笠原登の研究の先駆というだけではなく、ハンセン病患者への絶対隔離政策への実証的批判の先駆としても高く評価されるべきである[4]。

しかし、以後、服部が懸念したように、小笠原への学問的評価はなされないまま、時間が経過した。それはまた、絶対隔離政策への社会の批判が高まらなかったことを意味する。

その後、一九八〇年代後半に八木康敞による小笠原の短い評伝が書かれ[5]、一九九三年に、わたくし自身も「隔離政策の矛盾とその顕在化」の事例として小笠原の実践に言及したが、研究者の関心を集めることはできず[6]、ようやく、小笠原登の実践に対し、研究対象としての関心が高まったのは、一九九六年四月一日をもってらい予防法が廃止され、さらに二〇〇一年五月一一日、らい予防法違憲国賠訴訟で、熊本地方裁判所によりらい予防法が限定的ながら違憲と断じられ、国家がおこなった絶対隔離政策は人権侵害であると認められてからであった。絶対隔離政策に反対した医師がいたことが、ようやく社会の関心を集めた。

一九九七年九月一六日付『朝日新聞』大阪本社版が「京大病院　戦前からハンセン病の外来治療　人間愛の伝統絶やさず」という大きな見出しで小笠原登の医療実践を紹介し、さらに一九九九年三月一六日付同紙は、「ハンセン病患者隔離に反対　孤独の戦い　軌跡たどる」と題し、真宗大谷派で小笠原登の事績を明らかにすることを宗門として取り組みだしたことを報じた。

二〇〇四年に発表された山本正廣の研究は、そうした小笠原への関心の高まりのなかで執筆された。山本は、小笠原の医療の背景となった仏教思想に基づく病理観を重視し、「医僧、小笠原の治療観」に言及した。小笠原が求めたのは、「衆生たる病者の苦悩が減じて、はじめて菩薩たる医師は無苦悩にいたり得る」という菩薩道であるとして、次のように、小笠原を評価した。

小笠原はハンセン病のみならず、すべての病気観を仏教思想に収斂させていったゆえに、治療思想としては社会に普遍的でなく、治療範囲も限られたものとなった。科学一辺倒の原理から距離を置き、精神的な理知を重視し、それだけ「近代的」でなかった。しかしながら「近代的」でないがゆえに、健康と病気の垣根を設定しない「健病一如」という小笠原思想は、ハンセン病の本質を捉えていたのである。[7]

この山本の研究以後、仏教や社会福祉の研究者の間にも小笠原登への関心が高まっていった。川﨑愛、[8]中西直樹、[9]小笠原眞、[10]小笠原慶彰[11]らの研究が次々と発表され、真宗大谷派による小笠原登の顕彰もなされ、[12]さらに、大場昇によるはじめての詳細な評伝も著された。[13]

大谷派による顕彰の書は、かつて自らの教団が無癩県運動に深く関わり、絶対隔離政策を支えたことへの反省に立脚し、浄土真宗信仰の視点から小笠原を論じたもので、小笠原の診療を受けた患者や皮膚科特研の元職員からの聞き取りもなされている。さらに大場による評伝も文献史料の蒐集だけではなく皮膚科特研の元職員やその家族から丁寧な聞き取りもおこなって書かれたもので、小笠原の生涯を知るうえで、この両著は基本となる文献であり、わたくしも本書執筆のうえで、多くを学ばせていただいた。

以上、これらの先行諸研究をとおして、小笠原登が絶対隔離政策から患者を守った数少ない医師のひとりであり、その背景には浄土真宗の信仰があったことが明らかになっている。したがって、わたくしが本書を執筆することは、屋上屋を重ねることになり、もはや学問的意義はないのではないかという懸念をいだく読者もおられるかもしれない。しかし、あえて本書を執筆しなければならない事態が生じている。

近年、絶対隔離政策だけに単純化できない療養形態の多様性の存在を主張する廣川和花が、「小笠原を称揚する言説は、実は光田健輔らを「糾弾」するアクティヴィズムの言説と振り子の錘のように表裏一体の関係にある。かつて神にも等しい「救癩の父」として畏敬された光田が「糾弾」されればされるほど、小笠原への評価は十分な史料的実証と検証をともなわないままに高まってゆく」と、これまでの研究成果を否定し、絶対隔離の法とされる癩予防法のもとでも、医療機関による外来診療を受けていた多数の自宅療養患者が存在したから、絶対隔離は不徹底であったと主張するにいたった[14]。そうであれば、小笠原の医療実践もまた、絶対隔離政策の徹底を否定する根拠のひとつともなる。小笠原の医療実践を考えるうえで、予期しなかった新しい視点が提起された。

しかし廣川が、小笠原登についての先行研究は「十分な史料的実証と検証をともなわない」と述べていることは、事実に反する批判である。すでに紹介したように、先行研究の多くは史料調査、聞き取りに裏打ちされたものであり、廣川の批判は先行研究への敬意を欠いた、事実に基づかないものである。

むしろ、史料的実証と検証を怠っているのは廣川自身である。すでに述べたように、絶対隔離政策はいっきに実現したのではなく、一九〇七年以降、じょじょに段階を踏んで進められたもので、その過程において未隔離の自宅療養患者がおおぜい存在したことは当然である。しかし、その自宅療養患者もまた、国と府県当局の管理下にあり、いつ隔離されるかという不安の中で生活していたのである。絶対隔離政策はこうした自宅療養患者をも監視しつつ進められた。廣川はこうした事実はまったく無視し、自宅療養患者の存在をもって絶対隔離政策の徹底を否定している。学術論文としてはあまりに稚拙な論理展開というほかはない。しかし、残念ながら、現在はこうした研究が新しい研究成果として評価されるようになった。小笠原登の研究をより深化させることは、こうした非学問的研究状況を克服することにもなる。ここに、本書執筆の現代的意義がある。

第三節――小笠原登「日記」の概要とその史料的意義

小笠原登の生家、圓周寺には、小笠原登の「日記」をはじめ書簡や書類、書画などが所蔵されており、わたくしは圓周寺のご了解を得て、二〇〇九年から「小笠原登関係文書」の解読と分析をはじめ、二〇一〇年度～二〇一四年度には日本学術振興会から科学研究費基盤研究(C)「ハンセン病絶対隔離政策に抵抗した医療実践の研究」の助成を受けることもできた。「日記」については、当初、所蔵が確認されていたのは、一九四〇年一月一日～一九四五年一月一日の分であったが、二〇一三年夏に一九五一年七月二三日～一九五四年三月一四日の戦後分の「日記」五冊が新たに発見された。現在、圓周寺に所蔵が確認されている「日記」の概要を示すと以下のとおりである。

①一九四〇年　「卓上日記」に書かれている(横書き)。
②一九四一年九月二〇日～一九四二年一月二九日　「備忘録」と題され、余った紙に書かれ、それをこよりで綴じている(縦書き)。
③一九四二年一月三〇日～同年三月一七日　余った紙に書かれ、それを束ねている(縦書き)。
④一九四二年四月一日～同年八月一二日　「日誌　昭和十七年度」と題され、ノートに書かれている(横書き)。
⑤一九四二年八月一三日～一二月二〇日　余った紙に書かれ、それを紐で綴じている(横書き)。
⑥一九四三年　「卓上日記」に書かれている(横書き)。

⑦一九四四年二月七日～一九四五年一月一日　「昭和十九年　職員手帳」（内閣官房撰定）に書かれている（縦書き）。
⑧一九五一年七月二三日～同年九月三〇日　Ａ５判の大学ノートに書かれている（横書き）。
⑨一九五一年一二月一四日～一九五二年三月七日　Ａ５判の大学ノートに書かれている（横書き）。
⑩一九五二年三月八日～同年六月五日　Ａ５判の大学ノートに書かれている（横書き）。
⑪一九五三年七月二九日～同年一〇月三〇日　Ａ５判の大学ノートに書かれている（横書き）。
⑫一九五三年一〇月三一日～一九五四年三月一四日　Ａ５判の大学ノートに書かれている（横書き）。

断続的ではあるが、①～⑦からは、癩予防法の下、激化する戦争のなかでも進行する絶対隔離政策に対し、小笠原が皮膚科特研に依拠して、いかにそれに対処したかということを読み取ることができる。また、⑧～⑫からは、戦後、隔離の強化のために癩予防法がらい予防法に改正されるなかで、国立豊橋病院に移った小笠原がどのように行動したのかということを読み取ることができる。こうした時期の「日記」が残されていることは、史料的に大きな意義がある。とくに、一九五三年の癩予防法改正について、小笠原がどのような見解を「日記」に残しているかは期待されるところである。

しかし、癩予防法がらい予防法に改められた一九五三年七月～八月、法改正について、小笠原は一言も「日記」に記していない。いや、それどころか、戦後の「日記」には、癩予防法そのものに対する明確な見解も記されていない。なぜ記されていないのかという疑問が生じるが、すでに一九四八年にハンセン病医療を専門とする皮膚科特研を退職し、国立豊橋病院の皮膚科医長に就任していたことも影響していたのではないだろうか。一般病院の医師として、癩予防法の改正について詳しい情報を得ていなかったということが考えられる。

それでは、小笠原の癩予防法改定への意見はまったく読み取れないかというと、そうではない。直接、文字に記さなくても、小笠原の行動が癩予防法改正への見解を示している。「日記」に書き残された小笠原の行動を詳細に追うことにより、小笠原の法改正に対する見解を読み取れるのである。

では、このような小笠原登の「日記」の史料的意義はどこにあるのか。この点に言及する前提として、これまでハンセン病患者に対する絶対隔離政策の歴史がどのような史料に依拠して書かれてきたのかということについて述べておきたい。わたくしの経験に基づけば、まず、刊本としては、ハンセン病について審議した帝国議会・国会の議事録、各療養所史、各療養所入所者自治会史、各療養所が発行する雑誌類、全国ハンセン病療養所入所者協議会の機関紙類、日本癩学会の機関誌『レプラ』をはじめとする医学雑誌、「救癩」団体の機関誌紙、ハンセン病回復者や関わった医師・職員の回想などを、原文書としては、内務省衛生局・厚生省をはじめとする政府機関の公文書、都道府県・市町村の公文書、GHQ各関係文書、沖縄の米国民政府文書、療養所の公文書、全国ハンセン病療養所入所者協議会や各療養所入所者自治会の記録文書などを、それぞれあげることができる。また、隔離されたひとびとからの聞き取りも文献史料では未解明な事実を明らかにするうえで有効であった。これらの史料、聞き取りは膨大なものであり、それによりハンセン病患者への絶対隔離政策の全容はほぼ明らかになったといってよい。

しかし、実際に患者の治療に当たった医師の肉声はなかなか聞こえてこない。医師は患者にどのように接し、患者にどのような治療を施したのか、その実態を、医学雑誌に掲載された臨床事例の報告から読み取ることは難しい。また、患者の記録として残されたのは、その多くが隔離されたひとびとのものであり、隔離を逃れて生きていた患者の肉声もなかなか聞き取ることができない。隔離への恐怖におびえながら生きていた患者の生活の実態、患者と家族の苦悩、そうした現実は刊本にも多くの公文書にもほとんど記されていないのである。こうした史料的制約を克服し得る新たな史料が求められていた。

小笠原登の「日記」はそうした史料的制約を克服しうるものである。「日記」は、小笠原が医学雑誌などに発表したハンセン病に対する医学的知見をいかに医療現場で実践していたかという記録である。「日記」には、隔離からの助けを求めて小笠原のもとを訪れる患者の苦悩が記されている。隔離におびえ、病気への不安を募らせる患者の日々の生活を、小笠原は「日記」に綴る。そのなかで、隔離から患者を守ろうとする小笠原の苦悩もまた綴られている。そして、患者から生活を奪い、医学的に不要な隔離を強制する療養所への怒りも記されている。小笠原の「日記」をひもとけば、自宅療養患者の存在をもって、絶対隔離政策の不徹底を強調したり、その前提として療養所を患者救済の「アジール」だとたとえるような昨今の軽薄な研究潮流が、実証を伴わない主観にすぎず、学問の名にも値しない暴論であることが理解できよう。

もちろん、小笠原の医学的知見については、現在の医学から見て誤りや妥当性を欠く点もある。ハンセン病に罹りやすい体質としてくる病体質をあげていること、ハンセン病患者には脚気が多いとして減食療法を患者に求めたことなどは現在では誤りであると否定されているし、小笠原が開発した金オルガノゾルという薬はハンセン病治療にあまり効果がなかったことも事実である。患者の体質を改善するため漢方医学を重視したのはともかく、最後には瀉血の効果を認めるにいたったことも現代のハンセン病治療とは大きなへだたりがある。

しかし、そうした事実をもって小笠原の医療実践すべてを軽視することはできない。小笠原の医療実践で重視するべきなのは、ハンセン病は強制隔離を実施するような病気ではないという医学的知見を実践した点である。ハンセン病医療に関わった多くの医師は小笠原と同じ医学的知見をいだきながら、絶対隔離政策という国策に従った。これに対し、小笠原は、戦時体制下においても、自己の医学的知見を実践し抜いたのである。国策よりも学問的真理を尊重するという小笠原の実践は、戦時下においても学問の自由を守った行為としても評価されるべきなのである。「日記」は、そのことを示す史料でもある。「日記」の意義は、この点にもある。

おわりに

本来は「日記」をはじめ「小笠原登関係文書」はすべて翻刻されるべきである。それだけの史料的価値はある。しかし、小笠原は公開を前提に「日記」を記したわけではない。「日記」には多くの患者の実名、居住地域も記され、患者の生活状態にも言及されている。そのほか、小笠原に関係するひとびとのプライバシーに関する記述も多い。そのため、すべてを翻刻することは不適切と判断し、このような研究書として上梓することとなった。「日記」中に登場する患者名については、あえて記す必要がない場合は単に「患者」とのみ記し、患者名を特定する必要がある場合は、姓のイニシャルで示し、同じイニシャルの患者には番号で区別を付けた（例M1）。この点について読者の皆様のご理解を得たい。また、読みやすさを考慮し、「日記」や書簡の引用については適宜、句読点を補い、旧仮名遣いはそのままとしたが、同じ字体の漢字については原則的に旧字体を新字体にあらためた。「日記」は年によって縦書きの場合と横書きの場合があり、数字も前者の場合は漢数字、後者の場合は算用数字が使用されているが、引用文でも原文のままとした。こうした点についてもご承知おきいただきたい。なお、とくに出典を明示しない記述は、その日の「日記」に基づいたものである。

◉註

(1)詳しくは、佐藤労「戦後　愛知県の無らい県運動」(無らい県運動研究会編『ハンセン病絶対隔離政策と日本社会――無らい県運動の研究』、六花出版、二〇一四年)を参照。

(2)詳しくは、藤野『戦争とハンセン病』(吉川弘文館、二〇一〇年)、同『ハンセン病と戦後民主主義――なぜ隔離は強化されたのか』(岩波書店、二〇〇六年)、同「無らい県運動の概要と研究の課題」(無らい県運動研究会編前掲書)などを参照。

(3)小笠原登「我が癩診療室の回顧」(『芝蘭』一〇号、一九三六年一二月)、二五～二六頁、二八頁。

(4)服部正「反隔離主義の先駆的実践者・小笠原登」(大阪社会事業短期大学社会事業研究会編『社会問題研究』二五巻、一九七五年一〇月)。

(5)八木康敞「小笠原登事始」(『思想の科学』第七次六二号、一九八五年五月)、および同『小笠原秀美・登――尾張本草学の系譜』(リブロポート、一九八八年)。

(6)藤野『日本ファシズムと医療――ハンセン病をめぐる実証的研究』(岩波書店、一九九三年)、第五章第四節。

(7)山本正廣「近代におけるハンセン病治療と病理観――小笠原登の場合」(『佛教大学大学院紀要』三二号、二〇〇四年三月)。

(8)川﨑愛「小笠原登とハンセン病」(『平安女学院大学研究年報』四号、二〇〇四年三月)。

(9)中西直樹『仏教と医療・福祉の近代史』(法蔵館、二〇〇四年)。

(10)小笠原眞「小笠原登――特にハンセン病に関する博士の先見性について」(『愛知学院大学文学部紀要』三七号、二〇〇七年)。

(11)小笠原慶彰「仏教社会福祉の固有性についての一考察――小笠原登の反隔離主義から学ぶこと」(『京都光華女子大学研究紀要』四七号、二〇〇九年一二月)、および同「ハンセン病隔離主義批判と社会福祉の動向――服部正による小笠原登再評価をめぐって」(『京都光華女子大学研究紀要』四八号、二〇一〇年一二月)。

(12)玉光順正・菱木政晴・河野武志・山内小夜子・雨森慶為編『小笠原登　ハンセン病強制隔離政策に抗した生涯』(真宗大谷派宗務所出版部、二〇〇三年)。

(13)大場昇『やがて私の時代が来る――小笠原登伝』(晧星社、二〇〇七年)。
(14)廣川和花『近代日本のハンセン病問題と地域社会』(大阪大学出版会、二〇一一年)、一九〇～一九一頁。

第一章

絶対隔離推進者との論争

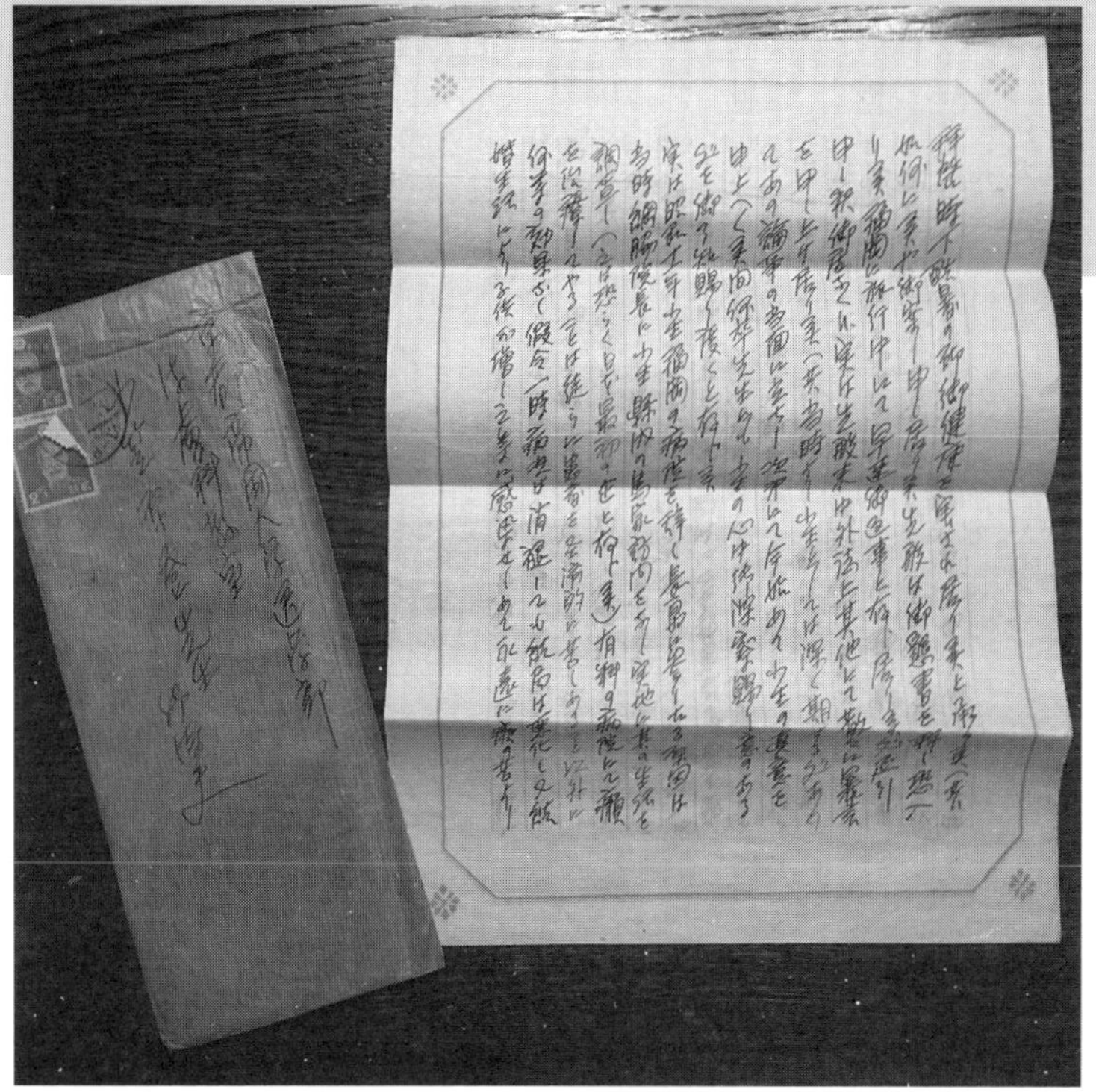

早田皓から小笠原登宛の書簡（p.44～参照）

はじめに

そもそも小笠原登のハンセン病に対する医学的知見は奇異なものではなかった。

ハンセン病はらい菌による感染症ではあるが、発症には体質が大きく影響しているという小笠原の学説は、当時のハンセン病医学界では常識に近いものであった。小笠原は、それゆえ、ハンセン病は強制隔離が必要な疾病ではないとして絶対隔離政策を批判、京都帝国大学医学部附属医院皮膚科特別研究室（皮膚科特研）では通常の入院・通院治療を実践した。しかし、小笠原と共通する知見を持つ多くの医師たちは、医学的知見とは異なる論理、すなわち優生政策という国家的論理から絶対隔離政策に固執した。絶対隔離政策を推進する医師たちは、ハンセン病の発症には体質が影響するという学説は学界内のものとし、それが広く社会に広まることを恐れた。こうした学説が社会に広まれば、患者により周囲に感染が広がるのでハンセン病患者すべてを隔離するという国策が正当性を失うからである。そのために、一九四一年一一月に開かれた第一五回日本癩学会総会で小笠原の発言を封じこめるという醜態まで演じた。

本章では、小笠原の「日記」の記述、及び「小笠原登関係文書」にある諸史料を軸に、この第一五回日本癩学会総会における論争の実態とその背景を明らかにする。

第一節——小笠原登のハンセン病に対する知見

小笠原登は、けっして国家に反逆した医師ではない。日本を愛し、皇室を敬い、それを仏教とともに皮膚科特研の患者教化の基本としていた。小笠原が反対したのは、医学的知見に基づかない絶対隔離という国策であった。

小笠原がハンセン病についての本格的な医学論文を発表するのは、わたくしが把握している史料のかぎりでは、一九二八年以降のことであり、早い段階から、ハンセン病と体質の関係を論じていた。一九三〇年三月、小笠原は、ハンセン病患者は「大多数の場合に於て体質的欠陥を持つて居る」という見解を発表して内的体質に対する研究の必要を指摘し、(1)四月に開催された第三回日本癩学会総会・第三〇回日本皮膚科学会合同大会の場でも二〇七名の患者への検査をもとに、患者には月経不順、脊柱湾曲、筋肉発育不良、内分泌腺不全、脚気、くる病など二四の体質的欠陥があるとして、「癩ガ異常体質ヲ有スルモノヲ好ンデ侵ス」と発言した。(2)小笠原は、ハンセン病はある特殊な体質の者が発症する病気と考え、さらに、そうした体質の者でも栄養状態の改善などで発症を予防できると認識していた。それゆえ、すべての患者を生涯にわたって強制隔離する絶対隔離政策には反対し、一九三一年一一月には「癩に関する三つの迷信」と題する国家の絶対隔離政策に挑戦するかのような論文を発表した。そこで指摘した三つの迷信とは、「癩は不治の疾患である」「癩は遺伝病である」「癩は強烈な伝染病である」というもので、第三点については「癩は感受性の強い人には容易く感染するけれども感受性の弱い人には容易に感染するものではない」と明言し、「これ等の迷信に基いて計画せられる癩の対策は徒らに患者を苦痛の中に陥れる」と述べ、その苦痛とは強制隔離であると結論付けていた。そして、その「苦痛」の事例として「大半治癒して居る患者に療養所に入る事を強制」することをあげ、そのうえで「若し将来癩の対策が企図せられるならば以上の迷信を脱却して正しき理解の上に設定せられなければ〔ママ〕ならぬ」と結論付けた。(3)

さらに、一九三二年に入ると、六月二日、小笠原は第一〇回近畿皮膚科泌尿器科集談会で「癩患者ノ歯」

について研究発表し、ハンセン病がくる病体質者に多く発症することを示し、国民栄養問題の改善が予防上で重要であると主張した。(4) 同年一〇月二〇日の第一一回近畿皮膚科泌尿器科集談会でも、小笠原は「癩患者ノ血圧」について研究発表し、「癩ハ好ンデ迷走神経緊張性体質ヲ犯ス」と発言している。(5) これに続いて一一月九日～一〇日、小笠原は大阪帝国大学で開かれた第五回日本癩学会総会で、「癩と佝僂《くる》病体質」と題する研究を発表した。その内容は、二七六名の臨床例に基づき、ハンセン病患者は圧倒的に農村出身者に多く、「癩ハ佝僂病的変化ト密接ナ関係ヲ有」するというもので、それゆえ「癩予防ノ方策ハ国民ノ栄養改善ニ於テ結核ノ予防ト一致スル、殊ニ伝染力ガ結核ニ比シテ比較シ難キ程微弱デアルト考ヘラレル癩ニアツテハ隔離運動ヨリモ栄養改善ノ運動ノ方ガ意義ガ多イ。尚又癩ガ農村ニ於テ生育シタモノヲ好ンデ犯ス事実ハソノ原因ヲ農村ノ窮乏ト施設ノ不完全ニ基イテ起ル栄養不良ニ帰セナケレバナラヌ。従ツテ農村ノ窮乏ヲ救ヒ生活ノ改善ヲ施スコトハ癩予防事業ノ重要ナモノデナケレバナラヌ」と結論付けた。(6)

一九三二年当時、日本の農村は昭和恐慌の渦中にあり、窮乏を極めていた。小笠原は、そうした農村の救済策こそがハンセン病予防に必要であると考えたのである。病気の背景にある貧困などの社会環境を重視し、医療を社会的視点から考えるという小笠原の姿勢が顕著に示されていた。

この年、小笠原は、日本を、中国の後漢時代に存在したとされ、「善を悪とし悪を善とする国」として伝えられている「烏滸《おこ》の国」に喩えた。なぜ、日本が「烏滸の国」なのか。小笠原は次のように言う。

此の国の人達は癩を甚しく怖れて居る。例へば癩患者を隔離の名の下に檻禁すべしと云ひ治療に通ふにさへ妨害を試みて居る。又此の国の人達は癩患者を非人の如くに擯斥して尤も憐むべき同胞の中に属する事を忘れて居る。『癩患者の如き者は……』と云ふ様な軽蔑的な語を敢て発して料金を払つて要求して居る物品が癩患者には速かに与へられなかつたがために帰るに汽車を逸し汽船を失ひ彼等をして進退を極まらしめた例は屢々見聞せられた。此の国の人達は結核はさ程に怖れて居らぬ。癩患者に反して結核患者は甚だ優遇せられて居る。仮令大道を闊歩して居ても怪むものがない。檻禁などは夢にも考へられて居らぬ。……（中略）……我が日本帝国に於て千有余年間何等の予防施設もなさず放置してあつたに係らず今日僅かに二万人足らずの患者を有するに過ぎぬ。しかるに結核に於ては我国に於ける一年間の死亡者は実に十二万人に達せんとして居る。羅病総数は恐らく百数十万に上るであらう。此の国の人達は此の事実を見聞しながら結核を恐れずして寧ろ癩を激烈な伝染病であるかに考へて居る。……（中略）……癩が自然治癒を営むとさへ云つて居る専門家のあるにかゝはらず此の国の人達は癩は不治であると云つて居る。しかし癩は治癒すべきものである。……（中略）……こゝに治癒と云ふのは疾病の消失の謂であつて、依つて起つた続生現象の意味ではない。結節が吸収せられて瘢痕が残り顔面神経の再生が不可能なために顔の歪みが残る如きは止むを得ぬ事である。即ち疾病其のものとその続生現象を混同してはならぬ。

小笠原は、このようにハンセン病患者の絶対隔離を進める国策を痛烈に批判し、「此の国の人達は尚多くの転倒の妄想を持つて居る。理性の国に入らしめなければならぬ」と述べ、文を終えている[7]。小笠原が求めたのは、後遺症をもって不治と決め付けるような皮相な判断を排し、医学的知見に基づく理性的なハンセン病対策であった。

さらに、小笠原は、一九三三年一一月四日～五日、東京帝国大学で開かれた第六回日本癩学会総会でも、二八八名の臨床例をもとに「癩は主として迷走神経緊張性体質を犯し、従つて栄養不良の下に作り上げられた身体を好んで犯す」と述べ、批判に対しては「私の現今の研究の結果では栄養の改善によつて大体に於て癩が予防出来ると信ぜられるのでありまして現在の栄養状態を以てしても左程に伝染せぬのでありますから、栄養改善を行ふならば予防が出来ると考へても少くとも大過はないと信じます。仮令発病者が少々あるとしても早期に発見して治療を加ふればよいのであります」と反論した。しかし、その一方で、小笠原は「私は、隔離法に反対して居るのではありません。現今の状態では必要なことであると信じて居ります。栄誉改善の実行は容易ならざるかぎり隔離法による外はないと信ぜられるからであります」とも述べている(8)。

以上の小笠原の主張を簡潔にまとめれば、ハンセン病の発症には体質が影響し、その予防には栄養状態の改善が重要で、それが簡単に実施できない場合は次善の策として隔離は認められるが、治癒した後まで隔離を続けることには反対するというものである。小笠原は、けっして隔離そのものに反対したのではなく、感染させるおそれのない軽症患者や治癒した患者まで生涯にわたって隔離すること、すなわち「絶対隔離」に反対したのである。

以後も、小笠原はさまざまな医学雑誌や学会で研究発表を続け、そのなかでも、絶対隔離政策への批判を止めなかった。「癩予防法ノ根本方策ハ第1国民栄養ノ改善、第2診療ノ奨励　第3隔離法ノ3ツデアル(9)」「現今の状勢は、隔離法の一つに偏曲して、治療は却つて抑圧せられて居る観がある。この抑圧の一つは、医師が癩患者の住所姓名を警察に届け出づべき法令である」「この法令のために、如何に多くの患者が医師の診療を遠ざかつて居る事であらう」と癩予防法への批判を続け(10)、隔離は否定しないが、「癩は重症に陥つて居らぬ限り家庭に於て業務に従事しつゝ治療し得べき疾患」という認識を一貫させた(11)。一九三六年度から一万人隔離計画が具体化し、無癩県運動が本格化するにいたっても、小笠原の主張は変わらなかった。

「小笠原登関係文書」には、京都帝国大学医学部附属医院と記された罫紙に書かれた「昭和十一年度癩研究室研究及ビ診療状況報告」と題した文書が収められている。そこには、「臨床的研究」として、「癩患者ノ基礎的代謝ノ研究」「癩患者ノ血清反応ノ研究」「癩ノ治療ト癩菌ノ運命」とともに「癩患者ノ体質学的観察」が明記されている。

日中全面戦争突入後の一九三八年一一月一九日〜二〇日、熊本医科大学で開かれた第一二回日本癩学会総会においても、「吾が診察室に於ける癩患者の統計的観察（患者の生育状態に就いて）」と題する研究発表をおこない、そのなかで、一九三二年以降の臨床例に基づき、ハンセン病患者の八九・五九％が農漁村出身者であると主張し、批判に対しても「農民から頗る高率に癩患者が出て居る」という自説は崩さなかった[12]。

さらに、ハンセン病患者も断種の対象とする民族優生保護法案が議会に上程されてくると、小笠原はハンセン病患者への断種を批判する論をも展開していく。まず「癩は細菌性疾患であるがために、横に伝播を避けるために病者の隔離が企てられると共に、竪に有菌的な子孫を後に残さぬために断種を実行せよと叫ばれてゐる声が聞える。しかしこの声が、私には、時に軽率味を帯びて聞える事がある」と述べ、その理由について次にように指摘した。

すなわち、「癩患者にて断種法を施す事が合理的」と判断できるのは「不良な体質の子孫を後に残す事を防遏する点」「癩菌保有の人間を後に残さぬ様にする点」「癩の発し易き素質を絶滅する点」の三つの場合であるとして、第一の点については「栄養不良は癩や結核の本であつて、癩や結核は其の末である。本を忘れて末にのみ力を尽すは愚かな事」と、第二点については自己の臨床経験に基づき「父母が既に癩を病んでゐても、其の子は多く罹病せぬ」と、それぞれ批判した。そして、第三の点については、小笠原も「癩は真の遺伝病では無いのであるが、しかし、罹病し易き素質は遺伝する性質のものである」ことを認めつつ、「人体も単なる一生体である。環境によつて支配せられて存立してゐて、真に独立自存のものではないのである。

故に環境を巧みに按配すればそれに応じて身体に変化を来し、優生の本義を満足せしめる事が出来、癩に罹り易き素質を矯正する事が出来る。即ち栄養の改善丈でも体質の変化が起り、これと共に癩性の素質も除かれ得ると私は信じてゐる」と、その根拠を否定、「癩患者の断種法は大体に於て無用な事」と言い切った(13)。そして、「癩患者を〔ママ〕多き事はそれ自体何の恥辱でも無いのであるが、癩患者を多からしめるが如き文化程度の低い事が国家、社会の恥辱となる」と述べ、農村の文化施設、衛生施設の不十分さを指摘する(14)。小笠原はハンセン病患者が多く存在することについて国の責任にも言及している。それゆえ、小笠原の学説はもはや医学上の論争の対象ではなく、政治的排除の対象となっていった。

では、皮膚科特研では、どれほどの患者を治療していたのか。前述した「昭和十一年度癩研究室研究及ビ診療状況報告」は、皮膚科特研での診療状況についてまとめ、一九三六年度の診療患者数を、私費患者三〇八名、官費患者三四名と報告している。圧倒的に私費患者が多いのだが、延べ人数では私費患者三五七四名、官費患者三八二五名と逆転する。この点について、同文書は「患者総数ニ於テハ私費患者遥カニ官費患者数ヲ超過スルニ関ラズ延べ人数ニ於テハ官費患者却ツテ私費患者ヲ超過シタルコトハ私費患者ノ治療ハ主トシテ内服法ニヨリ官費患者ハ主トシテ注射法ニヨリタルヲ以テ前者ハ後者ノ如クニ頻数ニ来院スルコトヲ要セザリシタメナリ」と説明している。患者に使用した注射薬は金オルガノゾルで、これは大風子油の薬剤などとともに内服薬としても投与していた。

それでは、こうした治療による効果はどうであったのか。治療効果の「臨床的所見」として、同文書は、「著名ナル軽快ヲ示シタルモノ」が二七八名、「治療短時日ナルガタメニ僅カニ軽快ニ傾キタルニ止マリシモノ」が三〇名、「治療ノ日浅クシテ治療効果ヲ顕スニ至ラザリシモノ」が一八名、「治療比較的ニ長時日ナリシニモ関ラス病状変化ナキモノ」が一二名、「悪化ヲ示シタルモノ」が四名と報告されている。総数三四二名中、

「著名ナル軽快ヲ示シタルモノ」は八一・三%を占める。しかし、この二七八名は「治癒ヲ宣言スルニ近キモノ」であって、「治癒ト宣スベキ者一モ認メザリキ」というのが現実であった。同文書は、この現実については、「研究室ニ於テハ専ラ外来患者ヲ診療スルガタメニシテ患者ハ一定マデ軽快来ル時ハ医師ノ助言ヲ詼〔ママ〕タズシテ診療ヲ中止スルガ故ナリ。故ニ治療中止後再ビ悪化シ来ツテ再ビ当研究室ノ診療ヲ乞フモノ年々四五名ニ及ブ」と説明し、「遺憾ナルコトナリ」と述べている。完治する患者がいない理由に、患者が自分の判断で治療を途中で打ち切ることをあげている。さらに、「病状変化ナキモノ」や「悪化ヲ示シタルモノ」については、「治療ニ怠慢ナルモノ」と断定している。小笠原の指導に従い最後まで治療を続ければ完治するにもかかわらず、患者が途中で治療を中止したり、治療に怠慢であるため、完治者がいないというのが、この報告の趣旨となっている。

　次に、治療効果の「細菌学的所見」では、一七二名の被検者中、「最初ヨリ無菌ナルモノ」が八四名、「無菌トナリタルモノ」が一八名、「菌ノ減少ヲ示シタルモノ」が一〇名、「菌ノ増減無キモノ」が五三名、「菌ノ増加ヲ示シタルモノ」が七名と報告されている。「最初ヨリ無菌ナルモノ」がほぼ半数を占めているが、これは外見にはハンセン病の症状が現われていても、初診の段階ですでにハンセン病は軽快していたからであると考えられる。これに治療の結果「無菌トナリタルモノ」を加えれば、被験者のうちほぼ六〇%が無菌であったことになる。小笠原は、この報告書に示されたこのような事実を根拠に、「癩は不治の疾患である」という認識を迷信と批判したのである。

　さらに、やはり京都帝国大学医学部附属医院と記された罫紙に書かれた小笠原登の「昭和十六年度研究項目御届」という文書にも注目したい。これには、小笠原の研究題目として「癩患者ノ体質学的研究」があげられ、レントゲン写真を使ってハンセン病患者の骨格、歯、心臓、胃などを検査し、「肺結核合併ノ有無」

を検査するという研究方法が示されている。そして、小笠原は、この研究の目的として「癩ガ伝染性ノ極メテ劣弱ナル疾患ナルコトハ次第ニ諸家ノ認容ヲ加フル所ニシテ如斯伝染性ノ劣弱ナル疾患ニ於テハソノ発病ノ要件ヲ攻究スルニ際シテ重点ヲ体質ノ方ニ置クコトヲ以テ合理的ナリト思惟セラル」と、従来の自説への自信を表明している。小笠原は、ハンセン病の発症には体質が影響するのであるから、すべての患者を隔離する絶対隔離政策は誤りであるとする見解を変えることはなかったのである。

しかし、このような主張は決して小笠原独自のものではなかった。小笠原が、前述した論文「癩に関する三つの迷信」を香川県にある大島療養所の所長小林和三郎に送ったところ「全般的に御同意を賜はつた」という。このとき、小林が小笠原に送った礼状には、「御高見には悉く同感に有之殊に癩の伝染性疾病たるは勿論異議なき所なるも極端に伝染説を強調するは却て民衆を誤らしむるものにあらずやと存じ申候。又癩は治癒すべき疾患、小生も固く信じ居り申し候」と記され、小笠原は、自分が「癩の可治を深信して居る」理由の一つに、この「小林先生の御支持」をあげているほどである。[15] さらに、小笠原の回想によれば、この論文は、青森県にある北部保養院の院長中条資俊の賛意も得たという。[16] このように、患者を隔離する療養所の所長のなかにも小笠原の論文に賛意を示す者がいた。しかし、かれらは絶対隔離政策に異を唱えることはしなかった。

また、絶対隔離政策の立案者でもある国立ハンセン病療養所長島愛生園の園長光田健輔も、早くかららい菌は「癩病に犯され易き体質に寄生発育」することを認めていた。[17] そして、このハンセン病と体質の関係をめぐっては、日本癩学会総会でもしばしば激論が展開されていたのである。

一九三一年三月一日、第四回日本癩学会総会の席上、外島保養院長村田正太は「癩の遺伝説に対する批判」と題し、「癩は遺伝するとか或は結核と同じやうに癩は罹り易い素質が癩でも認められてゐるかの如く言つたり……（中略）……この素質、体質は遺伝するものだなどと言ふ言質は今後一切よして貰ひたい」と激しく「体質遺伝」を説く論者を非難した。これに対し、前述した小林和三郎は、臨床例をもとにハンセン病の感染には体質が影響すると反論した。[18]

この論争は、以後も継続されていくが、絶対隔離政策を進める政府の官僚の間にもハンセン病と体質の関係について、これを認める認識があった。一九三一年二月二八日、内務省衛生局長赤木朝治は、第五九回帝国議会衆議院寄生虫病予防法案外一件委員会の場で「癩菌ヲ受入レ易イヤウナ体質」を認める発言をおこない、[19]厚生省予防局長高野六郎もまた、一九三九年三月二五日、第七四回帝国議会貴族院職員健康保険法案特別委員会で「癩ノ血統ノ者ハ罹リ易キ体質ヲ持ッテ居リハシナイカドウカト、少クトモ懸念ハアル」と発言している。[20]高野は、自らの著書においても、ハンセン病は「生まれながらの体質や生活環境の如何によって其の発病が左右される」と明言もしている。[21]

ハンセン病の発症には体質が関係するという学説には、絶対隔離を進める国公立療養所の所長や官僚のなかにも多くの賛同者がいたのであり、[22]小笠原の学説はけっして奇異なものではなかった。それどころか、一九四一年当時、多磨全生園長であった林芳信も、後年、小笠原の「考想には一面の真理が蔵されており、傾聴させられるものが多かった」と回想している。[23]ハンセン病を発症しやすい体質が遺伝するかどうかについては激しい論争があっても、そうした体質の存在そのものについては、それを認める意見が学界の多数であった。

その後、一九四二年五月二八日、皮膚科特研で事件が起こる。それは嘱託医として皮膚科特研に勤務していた高塚敏夫が患者の結節を自分の腕に接種したという事件である。小笠原には無断であった。小笠原がこのことを知るのは八月二八日のことである。目的は、らい菌の感染力の弱さを証明することであった。事実、高塚の腕の接種箇所の菌は消滅していた。[24]「日記」の五月二八日の条には「高塚嘱託胃腸可答児《カタル》ニテ欠勤」とのみ記されており、高塚は皮膚科特研を欠勤して結節の接種を密かにおこなったのかと推測できる。また、八月二八日の条には、この件はまったく記されていない。高塚はこの結果を一一月に開かれる第一七回日本癩学会総会で発表することにしていたが、その直前に「癩とペストとの診療を志願して軍部へ去っ」てしまう。[25]「日記」の一〇月二四日の条に、「正午高塚嘱託送別会ヲ催ス。来ル六日ニ八日召集入隊準備ノタメ熊本県ニ帰着スルニ際シテ開催セリ」と記されているので、一一月六日には帰省してしまったようである。そこで、一一月一四日の総会の場では、小笠原が高塚の研究「癩結節ノ健康人移植」を代読したと「日記」に記している。らい菌の感染力の弱さを証明する高塚の実験結果は、小笠原にとっても自説と合致するものであるため、代読したのであろう。

第二節——『中外日報』『朝日新聞（大阪）』紙上の論争

一九四一年二月二二日、仏教系の新聞『中外日報』に「癩は不治ではない」「伝染説は全信できぬ」と題して小笠原登の学説が紹介された。中西直樹は、取材をした記者は浄土真宗本願寺派の僧侶でもある三浦参玄洞（大我）と推測しているが、[26]三浦はそれまでも『中外日報』にハンセン病に関する記事を多数書いているので、わたくしもそのように考えている。そこに紹介された小笠原の談話には「私は強ちに伝染説を否定しようとするものではありませぬが今日の実情に鑑みて遺伝説を今少し強調し、伝染説を今少し凹めることが癩対策上極めて必要なことだと信ずる」「私は癩の全治を確信するものであります」という発言があった。前者については、小笠原はけっしてハンセン病が遺伝する病気であると言っているのではなく、感染源となるらい菌を問題とするよりも発症しやすい体質を問題とするべきで、その体質が遺伝すると主張しているのであったが、『中外日報』の記事は、そうした点を詳しく書かず、「遺伝する」ということのみを強調していた。その点で、正確に小笠原の学説を紹介したものではなかった。

また、後者の発言についても、小笠原は治療により患者は無菌となり治癒しても、後遺症としての手足に障害が残るが、それをもって「彼の人はまだ癒つてゐないとするのは妄断」だという意味であった。しかし、この記事の衝撃的な題名から、あたかも小笠原がハンセン病が感染症であることを否定しているかのような印象を読者に与えるものとなった。しかも、この記事には「博士の主張は最近学界の多く認むる所となり各地の療養所でもこれを尊重してゐる」との説明が付されていた。

これに対し、掲載直後の二月二八日、『中外日報』に大阪帝国大学医学部の桜井方策(27)と光田健輔の「癩伝染の実話二つ」と題する談話が掲載された。桜井は、ハンセン病患者であった鍛冶屋に奉公していた三男が感染し、さらに三男から妹、母親、長男も感染したという例をあげ、「これこそ明らかな癩は伝染だといふ事実の証明」と語り、光田は将棋の対戦をとおして一二名が感染したという例をもとに「もつと我国民中に癩が伝染であることを徹底させ罹病したものは国家のためにその犠牲的精神で療養所に入所し罹病しないものは協力して罹病者家族の扶養をするとか我国を無癩国にするだけの努力が欲しい」と訴えた。この両談話には小笠原への反論を意味する文言はないが、絶対隔離政策を推進する立場の医師からのハンセン病は感染症であることを強調し、絶対隔離を正当化する意見表明であり、明らかに二月二二日の記事を意識したものである。

そして、その後、長島愛生園医官早田皓は、五月二一日～二四日、「癩の遺伝説と治癒の限界に就て――京大小笠原博士に呈する」と題して、小笠原への反論を同紙に展開した。日蓮宗の僧侶でもある早田は、小笠原の学説を「遺伝説」と決め付け、ハンセン病が「伝染もするが又遺伝もすると現在の医学上の常識では奇異に感ずる言葉を使用されて居る」と批判する。そして、乳幼児への感染が多いことをあげ、農繁期には入浴する暇もない「農村の幼児等は常に恐るべき癩菌の侵襲を無防備で迎へつゝある」と述べている。さらに、小笠原がハンセン病は治癒すると主張していることにも反論し、「一滴の血、一片の切片を検査して無菌の証拠とする大胆さは科学する心のない無謀である。全身を精査する心算なら一人の検査に恐らくは其の一生をも費さねばなるまい」と述べ、小笠原の言うように、一時的に無菌となっても治癒とは言えないと力説した。この早田の説は生涯隔離を必然とするものであった。

さらに、早田は「療養所内で病者同志〔ママ〕から生れた子供の将来を考へたら思ひ半ばに過ぎるであらう。又重症者に於ては黴毒の場合と同様に胎内伝染が認められて居る。先天癩の子供の暗黒さも考へてやらねばならぬ。断種法を実行することは楽しみの少い癩患者に対して、僅か乍らも人生を味はせる親心であり、素質遺伝を肯定するからでも何でもなく、病弱な子供を必要としない、大和民族の大英断でもある」と、ハンセン病患者への断種についてまで、その必要性を説明している。たしかに、小笠原はハンセン病患者への断種に反対していたが、前記の『中外日報』の記事では、断種についてまで語っていない。それにもかかわらず、早田が断種について言及したのは、この早田の文章が、『中外日報』における小笠原の談話への反論ということを超えて、小笠原の学説全体への反論となっていたことを意味している。

これに対し、小笠原は、六月一二日〜一四日の『中外日報』に「我が診療室より見たる癩」を記し、早田に反論し、ハンセン病の発症には「身体の素質が重要な役を勤めてゐ」て、「この素質なるものは遺伝し得る性質のものである」が、「環境の変化はよくこの素質に転化を与へる　癩に罹りやすき素質も亦生活法の改善を行ふ丈にても消失する」、「癩は細菌性の疾患ではあるが、其の伝染力は頗る微弱であるために、俗眼を以つてしては伝染性の有無を弁じ難き程に緩慢なものであつて、癩病の素質あるものが特に病菌の害毒を受けるものであると考へられる」と自説を展開した。二月二二日の記事は小笠原の談話を記者がまとめたもののため、ハンセン病そのものを遺伝病と誤読しかねない表現であったのに対し、今回の記事は小笠原自らが執筆したものであるため、小笠原の学説を簡潔、かつ正確に伝えるものとなっている。

この小笠原の反論に対し、早田は、七月四日・八日・九日、『中外日報』に「癩は伝染病なり　再び癩素質遺伝説と治癒問題に就て」を書き、再度、小笠原に批判を加えた。すなわち、体質遺伝論を否定し、治癒についても否定、そのうえで絶対隔離政策により「癩罹患の苦は永遠に我国民から除かれる日も遠くない」と豪語した。

両者の『中外日報』紙上における論争はこれで終わる。しかし、この論争に着目した『朝日新聞（大阪）』が、七月三日の紙面で「癩は伝染病にあらず「体質病なり」と京大から新説」と報じたため、さらに大きな問題となった。『中外日報』は仏教系の新聞であるため、読者は限られていたが、『朝日新聞（大阪）』は一般紙であり、その影響力は『中外日報』の比ではない。しかも同紙は、小笠原がハンセン病患者にはくる病体質が多いと述べていることをもって、ハンセン病を「体質病」と断じ、感染病であることを否定しているなど、小笠原の学説を不正確に伝え、そのうえで「体質により癩は発病するといふ博士の体質論は学界初登場で、しかもこの新説は今後の癩臨床医学上に大きな革命を齎《もたら》すものと見られている」と報じた。この記事については、小笠原自身も「記者の過筆」と指摘しているのであるが[28]、以後は、同紙上において、小笠原への批判が展開されていく。

批判の役を担ったのは桜井方策である。桜井は、七月四日、『中外日報』に「癩患者　独逸は三名　日本は実に二万人以上」と題する談話を発表し、「癩は遺伝ではなくあくまでも感染」と強調し、そのうえで「その伝染力は非常によはいからそんな臆病になることはない」と述べていたが、七月一〇日〜一二日、『朝日新聞（大阪）』に「癩は伝染病　小笠原博士の説について」を執筆し、報道された小笠原の学説は数年前から唱えられていたもので新説ではないこと、そして学界ではまったく承認されていないことを指摘し、「癩は伝染病なることは今日の医学において余りにも明白な知識」であり、この病気をなくすには「患者の隔離をもつて第一義とする」と力説した。そして、最後に、読者が「小笠原博士の所説を読んで「伝染しないものならば隔離せんでもいゝだらう」と考へたら恐るべき限りである」と警告した。桜井は、小笠原に関するこの記事が国民の間に絶対隔離政策への疑問を喚起することを恐れていた。

一方、小笠原は、このころ早田皓に書簡を送っている。その書簡の所在は確認できないが、早田の返書は「小笠原登関係文書」中にあり、内容を確認することができる。それは便箋七枚に及ぶ長文で、八月三日の日付となっている。そこで、早田は小笠原を長島愛生園に招聘したいという驚くべき要請をおこなっている。なぜ、早田はこのような要請をおこなったのか、その真意を探ってみよう。

まず、早田は「今日国家は全患者を無料にて国立に収容して根絶計画を具現すべく努力する様に相成り候」という現状認識を述べ、次のように小笠原に問いかけている。

> 迷へる者と共に迷つて共に苦んでやることも仏教的の行き方かと存じ候へ共之は小乗的の考へ方にて結局は迷へる者を彼岸の悟に導くのが理想と存じ候。共に迷に迷ひつゝ彼岸に導くか、短刀〔ママ〕直入迷夢を開かしめて彼岸の悟を得せしむる道は二途と存じ候。然し仏教の修業にしても必ず時代を加味すべきことは必定に有之、現代に於ての悟入の方法を申せば結局後者が良くはなきやと愚考致し候。即ち癩者を真に救ふ道は短刀直入入院隔离により其の家族及び周囲より伝染の危険を失はしめ又入院者の良き心の友

とし又治療の友として其の終生を最大の満足を与へて終らしめることが必要にあらずやと存じ候。即ち大乗的に見ることにて其の根絶を計画することにて抜本塞源的の方途を必要といたすにあらずやと存じ又小生はかく信じ居り候。

すなわち、早田は、小笠原のハンセン病患者への医療は「迷へる者と共に迷つて共に苦んでやること」にすぎず、仏教では小乗的な方法であるとして、患者を療養所に隔離し、そのうえで患者の友となることこそが大乗的な方法であると述べているのであり、続けて小笠原を次のように挑発した。

先般来先生の朝日新聞事件以来光田園長以下厚生省よりの依頼にて総長及び医学部長に面会致し総長も其の否を認められ謝罪せられし由にて結局先生の御考（恐らくは之は新聞記者の聞き間違と存じ候へ共）と称する説は否定せられたる由にて之は当然のことゝ存じ候。して見れば伝染は当然にて先般来小生の主張せる通りと存じ候。然らば先生も隔離には御反対かも知れねど何れは何等かの方法により之に匹敵する施設を御考へ遊ばさるゝは必定と存じ候。然し何れにせよ国法により定められたる予防法に従ひ其裡にて患者を最も幸福にせしめる様に計画することが最上の方法にあらずやと存じ候。

『朝日新聞（大阪）』に小笠原の記事が掲載されたことを「朝日新聞事件」と呼ぶことに、早田のこの問題に対する衝撃の大きさが示されているが、この記事をめぐって厚生省から依頼されて長島愛生園長の光田健輔が京都帝国大学の総長羽田亨、医学部長小川睦之輔に抗議したことが語られている。小笠原の学説についての『朝日新聞（大阪）』の報道を厚生省も問題視していたことがわかる。そして、この抗議に対し総長が謝罪したことで、小笠原の学説は大学では否定されたと早田は述べ、小笠原に絶対隔離政策を受容するように求めている。そして、次のように長島への招聘が提起されるのである。

京大通院の若干名の病者の治療は医局員の手にても出来得べく候へ共全国一万の入院患者に魂の安息を与ふることは先生の御手を煩はさねば不可能事かと存じ候。是非共先生の御出馬を願上度く懇願致す次第に有之候。今更に園長として腕を御ふるい遊ばるゝ如き御考を有する先生とも存ぜられず真の癩者の捨石となる御献身の先生の御覚悟を知ればこそに有之候。独裁者としての権力や大学教授の名誉より真に病者の心の友となりて孤島に埋れて暮し得る事こそ仏徒の真の姿と存し候。

早田は、小笠原に対し、京都帝国大学教授（実際は助教授）という権力と名誉を捨てて、「孤島」＝長島愛生園の医官となって、ハンセン病患者の「心の友」となるべきで、それが「仏徒の真の姿」であると述べている。もちろん、絶対隔離政策を批判している小笠原がこの要請に応えることはなかったし、愛生園長の光田が、自らのもとへ小笠原を受容することも考えられない。早田にしても、小笠原が同意することは予想していなかったであろう。この要請は形式的なものであり、むしろ、早田の小笠原への痛烈な人格的批判が込められていたものと理解するべきである。すなわち、言葉は丁寧で、あたかも三顧の礼をもって小笠原を迎えるような文面ではあるが、光田健輔や自分は「孤島」の療養所に赴任し患者の「捨石」となっているにもかかわらず、小笠原は大学という恵まれた場に安住しているという皮肉が読み取れるのである。[29]

さらに、早田は、小笠原に書簡を送った直後の九月、早田の説得で岡山県にある邑久光明園に隔離されることになっていた三重県の一六歳の少年が、病名を多発性神経炎として「組織中及び鼻汁中に癩菌を認めず」

と明記された小笠原の執筆になる診断書を得て隔離を拒んだ事実を知り、「唖然とし」、「多発性神経炎等と偽装して真の学的良心を覆《おお》はんとする者に到つては沙汰の限り」と激しい憤りを露わにしている(30)。

以上、厚生省の意向を受けた光田健輔による京都帝国大学総長・医学部長への抗議、早田皓・桜井方策の小笠原批判、そして挑発的ともとれる小笠原に対する早田書簡という事実を総合すると、小笠原の学説があたかも学界の定説であるかのように報道されたことに対し、隔離を推進している医師たちは小笠原の学説の流布を恐れ、その否定を社会に宣伝する必要があると認識していたと考えられる。一一月に予定されていた第一五回日本癩学会総会はそのための格好の場となった。

第三節――癩学会総会の前夜

第一五回日本癩学会総会は、一九四一年一一月一四日・一五日の両日、大阪帝国大学微生物研究所において開催されることになっていて、小笠原登も「癩と心臓」と題する研究発表をおこなう予定でいた。ところが、小笠原は一〇月二七日の「日記」に「午後比賀掃部学士来訪。来ル学会ノ論争ニツキテ憂ヲ抱キ助言スベク来訪セリト云フ」と記している。日本癩学会総会の場で小笠原にとり憂慮すべき「論争」が準備されていることを示唆する文面である。そして、それを裏付けるように、一〇月三一日付『大阪毎日新聞』夕刊に、「伝染か遺伝か　癩の本質解剖　来月阪大で展く大論争」という記事が掲載され、次のような情報が記されていた。

癩は伝染病か、あるひは体質遺伝病か?この二つの命題をめぐる癩学会初つて以来の大論争が十一月十

四、十五両日阪大附属微生物研究所講堂で開かれる第十回〔ママ〕日本癩学会総会に展開されることとなつた、事の起りは去る七月、京大医学部助教授小笠原登博士が「癩は佝僂病体質の者に多く発病する事実がある」との新説を発表、これが「癩は伝染病ではなく一種の体質病である」と誤り伝へられたことに初まり癩学界に大きな波紋を投じたが、当時わが国癩治療界の大御所国立長島愛生園長光田健輔博士〔ママ〕はかかるわが国の癩治療方針を根底的に覆すが如き新説を軽々に発表するは学者として極めて遺憾であると、わざわざ国立大島療養〔ママ〕所長野島泰治博士と同道、羽田京大総長、小川同医学部長、小笠原博士などを訪問、釈明を求めたが、その後この小笠原博士の「癩は佝僂病体質に発病する」との新説は各癩研究所において研究され、それぞれの結果を生んできたが今回第十回〔ママ〕日本癩学会総会が開かれるのを機に各癩療養所の医官は一斉に起ち癩学会初つて以来といはれるいはゆる癩の本質論「癩は伝染か、遺伝か」を学問的に論争することとなつた。

同紙は、総会当日には、邑久光明園長神宮良一ら四名が「いはゆる佝僂病体質論を否定す」と題し、大島青松園（大島療養所の改組）の園長野島泰治が「癩の誤解を解く」と題し、それぞれ、小笠原への批判演説を準備していることも報じていた。

小笠原も、この日の「日記」に「大阪毎日新聞ニ来ル癩学会ニ於テ我ガ体質論ヲ駁スベキ意図アル旨記載アリ」と記し、この事実を認識していた。そのうえで、小笠原は学会発表の準備を始める。一一月二日の「日記」には「学会ノ準備ヲナサントシテ雑事多クシテ果サズ」と記しているが、一一月四日の「日記」には「学会準備ノタメニ没頭ス。夜間マデ行フ」と記し、以後、連日、診察の傍ら、皮膚科特研の職員や学生の協力を得て総会準備に没頭していることを「日記」に書き残している。一一月八日には、「入院患者ノ佝僂病性体質ニツキテ診察」と日記に記しているが、これは総会に備えてのことであろう。

そうした多忙ななか、一一月一二日、総会出席のために上洛した熊本の菊池恵楓園の園長宮崎松記が小笠原のもとを訪れた。その日の「日記」には、「宮崎松記君来訪（午前）癩ヲ扱フコト結核ヲ扱フ程度ナラシメントストノ意向アルコトを告ゲタリ」と記されている。そして、ふたりは昼食をともにしている。

宮崎は総会が終了した後、一一月二一日付で、小笠原にこのときの礼状を送っているが、そのなかで「貴官の患者に対しての御懇切なる御態度並に御治療に対しては誠に頭の下る思ひ致し患者も嘸《さぞか》し満足致しおることと存じ候」と述べている。

宮崎は、小笠原と同様、京都帝国大学出身であり、その点で小笠原とは親交があったが、国立ハンセン病療養所長として患者の絶対隔離を推進する立場にあり、小笠原とは対立する関係にあったはずである。しかし、総会前に小笠原を訪問、昼食をともにし、書簡では小笠原の患者に対する態度と治療に「頭の下る思ひ」を表明している。これは単なる儀礼的な文章にすぎないのだろうか。むしろ、小笠原と宮崎との間には大学の同門という以上に、ハンセン病医療についての認識において共通点があったのではないか。

先に引用した「日記」の「癩ヲ扱フコト結核ヲ扱フ程度ナラシメントス」という発言は誰のものか。主語が記載されていないので、小笠原が宮崎に告げたとも理解できるし、宮崎が小笠原に告げたとも理解できる。わたくしは宮崎の発言と受け止めている。そのように判断するのは、以下のような事情があるからである。

一九四〇年一〇月、宮崎は菊池恵楓園を「軽快退所」した元軍人の手記『再起への岐路――癩療養所から退院した〇〇海軍航空兵曹長の告白』を刊行するが、そのなかで、宮崎はこの患者が二年で治癒したと誇らしげに語っている。宮崎はハンセン病は治癒すると認識していた。その後、一九四三年一〇月二七日、朝香宮鳩彦が菊池恵楓園を訪問した際、宮崎は「今ヤ癩モ結核ト同様ニ過労、飢餓、疾病、外傷、環境ノ変化等ガ誘因トナリテ発症スル慢性ノ伝染病ニ過ギザルモノナルコトガ明瞭トナリタリ」と述べ、恵楓園に隔離されたハンセン病の傷痍軍人のなかには「軽快退園シテ産業戦士トシテ夫々再起御奉公」している者がいることをあげ、「従来不治ト考ヘラレタル癩モ結核ト同様ニ早期ニ適当ナル治療ヲ加フレバ相当ノ治療効果ヲ発揮シ得ルモノナルコトガ漸次明瞭トナリタリ」と明言した。[31]

「癩モ結核ト同様」という宮崎の言には、「癩ヲ扱フコト結核ヲ扱フ程度ナラシメントス」という「日記」の記述と通じる認識がある。宮崎のハンセン病観は小笠原のそれと共通していた。[32]すくなくとも、宮崎と小笠原はハンセン病医学者として相互にその研究を認め合う関係であった。しかし、そうでありながら、宮崎は率先して絶対隔離政策を推進していった。自己の医学的知見に従うか、それとも国策に従うか、宮崎は後者を選択した。

第四節――癩学会総会における論争

いよいよ一九四一年一一月一四日が訪れる。小笠原登は予定どおり「癩患者の心臓」と題する研究発表をおこない、「癩は伝染力が頗る乏しいと云ふ声が近頃次第に高まつて来た感がある。斯の如く病原体の病原性が微弱な癩に於ては、其発病条件の重点は寧ろ体質の上にあると考ふべきである」「栄養不良の影響は骨格の上には佝僂病性変化を来」すとの自説を展開した。[33]ただし、このときも小笠原はハンセン病の感染性を否定せず「癩菌は佝僂病体質者のみならず虚弱体質につけこんで好んで侵入する」と明言していた。[34]

これに対し、邑久光明園医官稲葉俊雄、野島泰治、桜井方策から次々と反論がなされ、光田健輔も「小笠原博士の説に従へば、栄養不良さへ治せば癩に罹らぬことになるが、癩が栄養不良体をつくつたのであらう。

栄養をとつてゐるはずの子供が癩にかゝつたのはどう説明するか」と詰め寄った。[35] 小笠原はこうした批判にも反論し、この日の「日記」にも「討論盛ナリシガ皆正シク答弁セリ」と記している。しかし、新聞はそのようには報じなかった。小笠原も「シカルニ朝日毎日両紙所載記事頗ル事実ニ違セリ」と「日記」に不満を吐露している。この日の夕刊の記事を見るかぎり、『大阪毎日新聞』は小笠原の発表をめぐる論争をそのまま報道しているが、『朝日新聞（大阪）』は、「小笠原博士は約四十分にわたつて立往生し、結局傍聴者には博士の説は因果をとりちがへてゐるのではないかとの印象を与え」たと記し、あたかも小笠原が論破されたかのように報じた。同紙の「癩は伝染病にあらず「体質病なり」と京大から新説」という記事が、厚生省の意向を受けた光田らによる京都帝大総長らへの抗議という事態を招いたため、同紙は小笠原が論破されたかのような報道をおこなうことにより、前記記事への責任を免れようとしたのである。

そして論争は、翌一五日も続いた。この日、小笠原は総会の開会時刻に遅刻した。そのため、小笠原不在のなかで小笠原への批判が展開された。まず、邑久光明園の神宮良一ら四名の医官が共同発表「所謂佝僂病性体質論を否定す」をおこない、「癩の伝染説を否定し、さらに飛躍して癩の予防並に治療方針を誤らしむるが如きは、厳に慎まねばならない」と小笠原への批判の口火を切り、続いて野島泰治が「癩の誤解を解く」という題で発言し、「医師の認識不足は残念」と小笠原を批判、さらに小笠原の学説を紹介した『朝日新聞（大阪）』にも批判を加え、「戦時下かゝる国策に反逆した無責任な記事が許されてもよいもの乎、若しあの記事が意識的にでもなされたものであれば其の罪万死に価すと極言してはゞからない」と感情を露わにし、「是非此の学会に於てハッキリ小笠原博士に新聞記事題目の御訂正を望んでやまぬ」と強調した。[36] 野島は学術的な研究発表ではなく、きわめて感情的かつ政治的な発言に終始した。

小笠原は、この野島の発言中に会場に到着した。日本癩学会の機関誌『レプラ』に掲載された桜井方策の報告によれば、座長を務めた外島保養院の前院長村田正太は、小笠原に向かい、「「癩は伝染病に非ず」と主張されますか。「癩は伝染病だ」と云ふ通説を否認せられますか」と詰め寄り、これに対し、小笠原は「癩は細菌性疾患であることを認める」という前提の下に、感染症を「単に細菌性の疾患」である「広義の伝染病」と、「病原体が輸入せられた時頗る高率に発育する疾患」である「狭義の伝染病」とに区別し、「癩はその感染力頗る微弱なことは争はれぬ事実である」から「癩は細菌性疾患ではあるが狭義伝染病に属せしむべきものではない。故に癩は広義の伝染病ではあるが大衆をして狭義の伝染病であるかの如き誤解を起さぬ様に努めなければならぬ」と説明し、さらに伝染病であると認めるかと重ねて問う村田に対し、小笠原が「それは伝染病なりとは認める――が……」と切り出すや、村田は「それでよろしい」と論議を打ち切ったため、「満場ワッと計り座長に後援の拍手を送」り議論を終わらせてしまったという。(37) 小笠原の口からハンセン病は「伝染病」であると言わせることが目的のような「討論」であった。小笠原が提起した「広義の伝染病」と「狭義の伝染病」の区別などは無視されていた。(38)

小笠原はこの日の「日記」に「我ガ体質論ニ対シテ駁論アリ。余遅刻セリ。シカシテ我ガ駁論ノ終リノ頃入場質問ニ応戦シ縷々弁ゼントシタリシガ発言ヲ阻止シテ十分発言セシメズ。シカシ不利の陳弁ナカリシト雖モ新聞紙ニハ痛ク不利益ニ報ゼリ」と悔しさを滲ませていた。後日、小笠原は、このときの村田との討論について次のように振り返っている。

私は伝染病か非伝染病かを明確に言はずに暫時考へてから結局、「癩は細菌性の病気である。癩は伝染病に非ずと言つた覚えはない」と云つた。すると、村田博士は「癩は伝染病であると云ふ事をお認めになるのですな。それではもう一度お尋ねしますが、癩は伝染病であると云ふ事を確認されますな」と重ねて詰問された。そこで、私は語を継いだ。「それはいけない。癩は伝染病であると云へば大衆は癩を『コレラ』『チフス』などの如くに誤解して了ふ。癩は斯の如き伝染病では断じて無い。結核に比すれば遥かに微弱である」と言へば村田博士は「今頃癩の伝染力をさ程に強いと思つてゐる者はゐない」と癩の伝染力の微弱な事を認められたのであるが、更に「それは何うでもよい。癩が伝染病である事を認めさへすればよいのである」と言はれたので私も亦更に言葉を継いで「私は伝染病と云ふ語を二様に使ひ分けてゐる。一は狭義一は広義である。狭義の伝染病と云ふのは『コレラ』『チフス』の如く病原体が身体内に輸入せられた時に高率に発病するものを云ふのである」そして更に広義の伝染病に就て説明せんとした。が、「只今皆さんもお聞き及びの通り小笠原氏は癩の伝染病なることを確認されました」と云ふ言と共に、ベルは鳴る、拍手は響く、皆は「もう宜い宜い」と云ふ、座長は席を蹴つて降りて了ふ。遂々語を継ぐことが出来なかつた。(39)

桜井の報告には、このような小笠原と村田の詳細な議論は記されていない。小笠原の発言は巧妙に封じられたのである。そして、この日の『朝日新聞（大阪）』夕刊は、下を向いた小笠原の写真を掲載し、次のように報じた。

この朝小笠原説否定の巨砲つゞき、稲葉医官は佝僂病体質者の多いといはれる北陸の患者数と内地人口対比、また佝僂〔ママ〕病の少いといはれる熱帯地方と日本との対比統計で、栄養不全が癩を起すといふ説を否定、野島大島療養所長はわが国救癩国策たる隔離政策さへ危殆に瀕したと小笠原博士の論理不備を衝いたが、さらに村田氏反応の村田正太博士が「大学の助教授たる人が根拠の薄い説を振り廻すのは遺憾千万だ」と詰め寄り、紅潮した小笠原博士は傍聴席から「遺伝は広義と狭義に分けて考へられ……」と自説の説明を行はんとしたが会員の拍手と村田博士の降壇で次の発表に移つた。

小笠原が一方的に論破されたような記述である。しかも、小笠原は伝染病を広義と狭義に区別したにもかかわらず、それを「遺伝は広義と狭義に分けて考へられ」と誤報している。これでは、小笠原がハンセン病を遺伝病と断定していたかのような誤解が生じる。『朝日新聞（大阪）』は、この日も、小笠原の学説を否定することに躍起となっていた。また、『大阪毎日新聞』の夕刊も、「問題の京大小笠原助教授の新説『佝僂病体質論』に対する駁論がけふ第二日も沸騰『癩は体質病なりとする』とする同博士の新説に全国各癩療養所の医官はこもごも立つて反対意見をのべ完全に体質論を一掃」と報じた。こうした新聞報道を見るかぎり、小笠原の学説が学会で否定されたということが広く読者に印象付けられた。桜井方策も、こうした報道に「7月以来世間に漂へる疑雲を一掃し即ち癩は申す迄もなく伝染病にして而も小笠原氏のとく如く特に佝僂病体質者に罹るとの説も肯定されざることを学会でハッキリ示した」と満足した[40]。

ただし、小笠原の地元愛知県の『新愛知』は一一月一六日付の記事でやや異なった報道をおこなっている。それは次のようなものであった。

小笠原博士が顔面を蒼白にさせて来場、村田博士が「癩は伝染せずと言明されるや」と詰め寄つたが小笠原博士は

伝染せずとはいはぬ、結核が虚弱者に多いからといつて伝染せずとはいへないと同様癩が百パーセントの伝染性をコレラの如く危険なものと同意義に解することは出来ぬ、貴下の論では世間では癩はそ

ばに寄つても伝染すると解釈すると思ふ

とさらに反駁、会場一杯に科学者の烈々たる情熱を傾けて火を吐く論戦を繰展げたが癩の伝染と否とは治療法において百パーセントの方法をもたない現状から伝染はするが決して恐るべきものではないとの妥協点に至り、結局今後の研究にまつことを双方約して二日間に亘る癩論争の幕を閉ぢた。

この記事を読むと、すでに見た『朝日新聞（大阪）』『大阪毎日新聞』、そして『レプラ』の桜井の記事とは異なり、ハンセン病は「伝染はするが決して恐るべきものではない」との妥協点に達していたことになる。すくなくとも、論争は終わっていなかったのである。『朝日新聞（大阪）』『大阪毎日新聞』や桜井方策は、小笠原の説を否定するがために、『新愛知』が報じたような事実を伝えず、一面的な叙述をしたことになる。

一一月一五日、波乱に満ちた第一五回日本癩学会総会は終わった。総会が終了した翌一六日、大阪帝国大学医学部で文部省科学研究費による「癩ニ関スル協同研究」の第二回協同研究協議委員会が開かれた。この会合には小笠原をはじめ、光田健輔、野島泰治、神宮良一、宮崎松記、桜井方策、多磨全生園長林芳信、星塚敬愛園長林文雄らも参加し、「従来癩ト体質トノ関係ノ研究ハ、特ニ忌避サレタキラヒガアルガ、事実ハ事実トシテ考究スル必要アリ。但シ研究ノ成果ノ発表ニハ、慎重ナル考慮ヲ要ストイフコトニ大体意見ノ一致ヲ見タ」という。[41] この「意見ノ一致」について、会議に参加した桜井方策は「癩に特定の体質ありかとの発表を泥んや、それが遺伝的のものでありとか、との発表を妄りに致さないやう呉〻も慎むべきだ」との申し合わせと理解していた。[42] ハンセン病を発症しやすい体質があるのではないか、そしてその体質は遺伝するのでないかという点について「事実ハ事実トシテ考究スル」必要があるが、その研究結果の公表については慎重になるべきだということを確認したわけであり、これは小笠原への牽制でもあるが、同時にまた、そうしたことも「忌避」せずに研究しようという点においては、小笠原の主張にも近づいたことになる。非公開の研究会の場では冷静な議論がおこなわれていたのである。

また、一九四二年三月二九日、東京帝国大学医学部で第四二回日本皮膚科学会と合同で開催された第一六回日本癩学会総会においても、小笠原は「癩患者の心臓（第2報告）脈搏及び血圧との関係」と題して研究発表をおこなっている。題名から明らかなように、これは第一五回癩学会総会における研究発表の続きであり、小笠原は「周知の如く、癩は感染力の乏しい疾患である。従つて発病機転の重点は病原体たる癩菌よりも寧ろ人体の感受性にある事が考へられ、又体質はこの感受性を規定する最も重要なものである」との自説を展開し、光田健輔、林芳信、野島泰治らと論争となるが、そこでの論点は学術的な内容に限られ、座長を務めた桜井方策も「癩の体質については近時慎重に研究されつゝあらんとする情勢でありますので、小笠原助教授も一重に「悪い体質者――しかも栄養不良から起つた体質者に癩が罹り易い」と云ふ御考のなかに、我々の議論も御入れになつて、将来の御研究を御まちしたいと存じます」と討論を終了させている。[43] 桜井の対応は、一方的に小笠原の学説を否定しようとした前回の村田のそれとは大きく異なっていた。[44]

以上のことから、第一五回日本癩学会総会は、『中外日報』や『朝日新聞（大阪）』の小笠原の学説報道を否定するための演出の場であったことが明らかである。

小笠原は、一九四一年一二月一六日の「日記」に、「文部省科学協同研究会出席。裏面ニ於テハ我ガ体質論ノ重キ影響ヲ与ヘタルヲ認ム。シカレドモコレハ軽々発表セザルヲヨシトスル意見アリテ畢竟各自ノ自由意志ニ任ストノコトナリキ」と記し、自負の念を強くした。しかし、続けて、「ソノ他療養所側トノ連絡ノ議アリ。予ハ療養所側ト連絡セル会合ト共ニ又他方ニハ大学側ノミノ純研究ノ会合ヲ起スベキコトヲ提案ス。一応採用セラレザルコト、ナレリ」と記し、療養所の医官を排し大学の研究者のみでハンセン病の研究会を立ち上げようと提案したものの採択されなかった無念も記している。療養所の医師を排した研究を「純研究」と記したことは、療養所の医師が唱える絶対隔離の論理が医学的知見に基づくものではないという小笠原の感情の吐露であろう。

第五節――癩学会総会後の小笠原登

小笠原登は、一九四一年一一月一七日の「日記」に「片岡看護婦ヨリ十六日大阪朝日新聞ニ癩中有《〔ママ〕》ニ迷フト云フ題下ニ我ガ学会ニ於ケル討論有利ニ報導《〔ママ〕》シアリシト云フヲキク。石畠囑託新愛知紙又有利ニ報導ストテ一部ヲ提示ス」と記している。皮膚科特研の職員たちが小笠原に有利な内容の新聞報道を調べて、報告している。

このうち、一一月一六日付『朝日新聞（大阪）』の「癩中有ニ迷フ」という記事の存在は確認できない。むしろ、翌一七日の同紙は、一六日の第二回協同研究協議委員会の席上、日本癩学会長の佐谷有吉が、鹿児島県にある星塚敬愛園の医官となった光田健輔の長女永井誉志子を「救癩の聖母」として賞賛した事実を伝え、「決意固し〝救癩の一族〟」と報じている。これに対し、『新愛知』の記事はすでに紹介したような内容であった。小笠原も、『新愛知』の記事に安堵したであろう。

それゆえ、翌一九日、『中外日報』の三浦参玄洞より総会の様子について来信があると、小笠原は、「直チニ朝日毎日両新聞以外ハ正シク学会状況ヲ報知セルヲ以テ安心スベキ旨ヲ返信セリ」と「日記」に記している。さらに、二三日の「日記」には入院患者の会合で「数名ノ患者学会ノ成果ニツキテ歓喜シ熱情ヲ暢ブ」と記され、皮膚科特研の入院患者も学会での論争に関心を持ち、小笠原が勝利したように理解し喜んでいる様子が記されている。このように、「日記」を読むかぎり、皮膚科特研では、小笠原が神宮・野島らの批判を論破したように受け止めていたことがわかる。

さらに、「日記」には、これ以外にも学会の波紋があったことが読み取れる。一一月二九日、『京都帝国大学新聞』より「学会ノ談ヲ聞カン」との電話があり、小笠原は「医学部長ニ伺フベシ」と答え、一二月六日に医学部長より「大学新聞登載件他ノ大学ヲ刺戟セヌ様注意シテ行フハヨシ」との返事がある。小笠原は「コノ旨ヲ新聞ニ伝ヘタリシガ職員帰宅後ニテ通ゼズ」、九日にも「大学新聞ヘ癩学会ノ談ヲ語ルベキ旨通ジタレドモ」誰も来なかった。新聞側が小笠原の談話掲載を自粛したのではないかとも推察される。

一方、京都帝国大学医学部の卒業生で組織する芝蘭会も小笠原に働きかけてくる。一二月六日には大阪芝蘭会支部の黒田啓次が小笠原を訪れ、「体質論」について「相談」し、支部での講演を依頼、小笠原はこれを受けて一九四二年二月八日に「癩ト体質」の題で講演している。これと前後して、二月七日には宮崎県衛生課癩結核主任荻原某より「癩体質論」について小笠原に「同情的」な内容の書簡も届いている。

さらに、一二月一二日には『芝蘭会雑誌』の学生が「学会ノ事情ヲ聴取」に来たので、小笠原は「石畠嘱託及ビ戸田雇立会ニテ学会当時ノ状ヲ話」し、一四日には小笠原の談話を学生が原稿化したものを校正している。一五日の「日記」には「朝芝蘭会雑誌ニツキテ学生来ル。石畠嘱託と学会ノ実情ヲ追憶スレドモ確カナルモノヲ得ズ。学生ハ更ニ一時来訪ノ旨ヲ告ゲテ去ル。学生午後来リ石畠嘱託ヨリ諸種ノ材料ヲ得テ帰リ文ヲ再ビ草シ校正刷ノ際ニ訂正ヲ乞フ旨云ヒ残シテ去レリト云フ」と記されているので、取材は丁寧におこなわれたと考えられる。この結果、『芝蘭会雑誌』二二号（一九四二年一月）に掲載されたのが、「皮科《ママ》特別研究室に助教授小笠原登博士を訪ねて」という記事である。同記事の冒頭には、『朝日新聞（大阪）』の報道により「小笠原博士は真摯なる学者的態度を有せざる人との印象を受けた方が有つたかも知れない。平生の小笠原博士を知る人々はこの記事に言知れぬ義憤を感じられたことゝ思ふ」という取材した学生の感情が記され、この記事は、まさに小笠原の名誉回復のために書かれたものということができる。(46)

学内のメディアだけではない。「日記」によれば、一九四二年九月一八日には『大阪毎日新聞』の記者より電話があり、「癩ノ話ヲ聞カン」とのことであったが、翌日には「毎日新聞記者来ラズ。癩ノ談ヲスルヲナサズ」と、約束は反故にされた。なぜ、このようなことになったのか、「日記」には詳しい事情は記されていないが、電話の際に前年一一月一五日の夕刊の記事をめぐり多少の応酬があったのか。小笠原は、総会以来、自分への新聞報道に対してはかなり敏感になっていた。それゆえ、一九四三年一月一五日には『朝日新聞』記者の取材を受け、「癩学ニ志向ノ理由」や「癩患者隔離ニツキ意見」を問われ、後者の問いについて「細菌性ノ病気ナレバ隔離又ヨシ。シカレドモ菌ノ発見困難ナルモノヲ家計ヲ脅カシテマデ隔離スル要ナシ」と答えたものの、翌日には記事の掲載を「謝絶」している。小笠原と、第一五回癩学会総会の際に小笠原に不利な報道をおこなった『大阪毎日新聞』『朝日新聞（大阪）』両紙との微妙な関係を示唆する記述である。両紙に対する不信感は続いていたと考えられる。

また、小笠原は第一五回日本癩学会総会以来、療養所の医師に対する不信感も強めていた。一九四二年二月一九日の「日記」には「学生愛生園見学同道ヲ乞ヒ来ル。癩ニ対スル所見異ルノ故ヲ以テ辞ス。但シ紹介差支ヘナシト答ヘタリ」と記され、さらに、九月二二日の「日記」には、学生が小笠原を訪れ「『小島の春』ノ映画ニ際シ予ニ講演ヲ依頼スルト共ニ療養所側ヨリ患者ノ生活ノ話ヲキクタメニ講師ヲ1名物色スベシトノコトナリシガ予ハ学説上右映画ニ賛意ヲ表シガタク療養所ノ医師ト共ニ講演ヲナスコト不適当ナル旨ヲ答ヘ」、そのうえで「太田正雄教授ノ「小島の春」ノ批評ヲ示シ」たと記されている。

「小島の春」は、長島愛生園の医官小川正子が四国や瀬戸内の山間や離島に隠れ住む患者を探し出し隔離していくという、まさに無癩県運動の実践の記録を映画化したものであるが、小笠原は絶対隔離を美化するこの映画にも批判的であった。小笠原が学生に示したのは、東京帝国大学医学部でやはり絶対隔離政策を批判し、ハンセン病の治療法を確立しようとしていた太田正雄（木下杢太郎）が『日本医事新報』九三五号（一九四〇年八月）に発表した「動画『小島の春』」という映画評で、そのなかで、太田は「なぜ其病人はほかの病気をわづらふ人のやうに、自分の家で、親、兄弟、妻子の看護を受けて病を養ふことが出来ないのであらうか。強力なる権威がそれは不可能だと判断するからである」と隔離のみを求め、患者の治療を軽視する光田健輔ら療養所の医師たちを強く批判していた。[47] 小笠原の論文や「日記」の記述を見るかぎりでは、小笠原と太田との間にとくに親密な交流はなかったと考えられるが、[48] 小笠原は、この太田の映画評を我が意にかなうものと判断したのである。こうした対応にも、国立療養所、とりわけ長島愛生園に対する小笠原の拒否の姿勢が鮮明である。

　また、「日記」の一九四二年六月二七日の条には、「去秋ノ学会ニ於テ坂大〔ママ〕ノ桜井助教授等ノ非紳士的態度ヲ『レプラ』誌上ニ見テ不快ヲ覚タリ」と感情を吐露している。この記事とは、すでに引用した、小笠原が村田正太に「「癩は伝染病に非ず」と主張されますか。「癩は伝染病だ」といふ通説を否認せられますか」と詰め寄られたときの記述であるが、小笠原は、この記事を書いた桜井の態度に怒りを覚えていたのである。それゆえ、一九四三年一一月一四日、桜井が小笠原を訪ねてきた際にも、迷った結果、あえて「研究室ヲ不在」にして、面会を拒んでいる。しかし、その後で「桜井助教授ノ態度甚ダ穏和ニテ寧ロ在室ノ方ヨカリシガ如シ」と判断し、「コヽニ於テ不在ヲ謝スベク来ル土曜日午後謝罪ノ意ニテ坂大皮膚病特別研究室ヲ訪フコトニ決」し、一五日に桜井に書簡を出し、三〇日に桜井を訪れ「過日ノ訪問時ノ不在ヲ謝」すとともに、皮膚病研究所を見学し「感ナルニタヘズ」と「日記」に記している。すでに述べたように、小笠原は、小林和三郎や宮崎松記との関係に示されるように、絶対隔離政策をめぐる立場の違いと個人的交際とは区別していたが、桜井に対してもそうした姿勢を一貫させたのである。

おわりに

ハンセン病の発症については体質が大きく作用するという学説は、小笠原登のみが唱えたものではないし、第一五回日本癩学会総会のときにのみ主張されたものでもない。それにもかかわらず、第一五回日本癩学会総会で小笠原が絶対隔離を推進する医師たちから激しく攻撃されたのは、『中外日報』『朝日新聞（大阪）』が、小笠原がハンセン病について、あたかも遺伝病であるかのごとく説いているように報じたからであった。この記事の内容を否定して、ハンセン病は治癒できない感染症であるから絶対隔離が必要であることを世論に訴えるため、絶対隔離を推進する医師たちは一五回総会であのような異常な事態を演出したのである。すなわち、絶対隔離を推進する医師たちは小笠原の医療実践を攻撃したのではなく、新聞報道された内容を攻撃したのである。したがって、以後も、小笠原は自らの医療実践を変えることはなかった。

わたくしは、この事実から、小笠原の医療実践もまた、絶対隔離政策の枠内にあったのではないかと考える。これまでの研究では、小笠原は癩予防法にあえて違反しても、通院治療や退院を実施していたとみなされてきたが、「小笠原登関係文書」の分析をとおして、そうした理解に大きな修正が必要となった。本章は、第一五回日本癩学会総会をめぐる動向に限定して論じたが、次章以下において、小笠原の医療実践と絶対隔離政策との関係についてさらに論究し、この修正を具体的に提示する。

◉註

（1）小笠原登「内的素質の研究」（『実験医報』一六年一八五号、一九三〇年三月）。
（2）小笠原登「癩患者の体質」（『皮膚科泌尿器科雑誌』三〇巻五号、一九三〇年五月）。
（3）小笠原登「癩に関する三つの迷信」（『診断と治療』一八巻一一号、一九三一年一一月）、一四七四〜一四七八頁。
（4）小笠原登「癩患者ノ歯」（『皮膚科紀要』二〇巻一号、一九三三年七月）、六〇〜六一頁。同「癩患者ノ歯」（『レプラ』三巻三号、一九三二年九月）、二七〜三一頁。
（5）小笠原登「癩患者ノ血圧」（『皮膚科紀要』二一巻二号、一九三三年二月）、二二二頁。
（6）小笠原登「癩ト佝僂病性体質」（『皮膚科紀要』二二巻一号、一九三三年七月）、七〇頁。
（7）小笠原登「烏滸の国」（『芝蘭』五号、一九三二年九月）、一六〜一八頁。
（8）小笠原登「癩と迷走神経緊張性体質」（『レプラ』五巻一号、一九三四年三月）、一〇三〜一〇五頁。
（9）小笠原登「予ノ統計ヨリ見タル2、3ノ癩問題」（『日本外科宝函』一一巻四号、一九三四年）、八八六頁。
（10）小笠原登「癩病絶滅の運動に就いて」（『治療学雑誌』四巻五号、一九三四年五月）、一一九〜一二〇頁。
（11）小笠原登「癩に対する誤解」（『実験医報』二二年二五六号、一九三六年二月）、一四二頁。
（12）小笠原登「吾が診察室に於ける癩患者の統計的観察（患者の生育状態に就いて）」（『レプラ』一〇巻一号、一九三九年一月）、七五〜七九頁。
（13）小笠原登「癩患者の断種問題」（『芝蘭』一二号、一九三八年一二月）、七六〜八三頁。
（14）小笠原登「癩と体質」（『医事公論』一三九二号、一九三九年四月）、一七頁。
（15）小笠原登「先生真に滅し給はず」（故小林博士記念事業会編『小林博士追悼録』、一九三七年）、五六〜五八頁。
（16）小笠原登「我が癩診療室の回顧」（『芝蘭』一〇号、一九三六年一二月）、二七頁。
（17）光田健輔「癩病患者に対する処置に就て」（『養育院月報』五九号、一九〇六年。藤楓協会編『光田健輔と日本の癩予防事業』、同協会、一九五八年）、二九頁。
（18）「第4回癩学会記事抄録」（『レプラ』二巻二号、一九三一年六月）、六一〜六二頁。
（19）『第五十九回帝国議会衆議院寄生虫病予防法案外一件委員会議録』四回、二頁。

(20)『第七十四回帝国議会貴族院職員健康保険法案特別委員会議事速記録』八回、三頁。

(21)高野六郎『国民病の撲滅』(保健衛生協会、一九三九年)、二九六頁。

(22)すでに一九世紀末の欧米では、ハンセン病などの慢性疾患の原因を「素因」に求める議論が展開されていたことが廣川和花により指摘されている(廣川和花『近代日本のハンセン病問題と地域社会』、大阪大学出版会、二〇一一年、二九〇頁)。

(23)林芳信「小笠原博士の思い出」(京都大学医学部皮膚病特別研究施設編『小笠原登先生業績抄録』、一九七一年)、四三頁。

(24)小笠原登『漢方医学に於ける癩の研究』(自家版、一九六五年)、六六頁。

(25)同書、六六頁。

(26)中西直樹『仏教と医療・福祉の近代史』、法蔵館、二〇〇四年)、二〇五~二〇七頁。一九三九年一〇月二三日付『中外日報』には「癩に注ぐ仏心」と題し、小笠原登が知恩院に患者の看護に当たる職員を求め、ふたりの尼僧がこれに応じたという報道があるが、中西は、この記事により小笠原と三浦は交流するようになったと推測している。

(27)桜井方策は公立ハンセン病療養所である全生病院、外島保養院で医員を務めた後、大阪帝国大学医学部の助教授となり、当時は大阪皮膚病研究所でハンセン病患者の外来診療に当たっていた(廣川和花前掲書、一九二頁)。

(28)小笠原は、『朝日新聞(大阪)』の取材について、「今年の七月の始めだつたと思ふが、例の朝日新聞の記事は、記者の過筆であつて、実は記者が来室して暫時談話して居ると恰度待たせてあつた患者が事情があつて帰宅を急いだので、二、三の論文の別刷を机上に置いた儘、診察のため部屋を出たのであつたが、其記者に癩は強い伝染病であると云ふ先入観があつたために、私の不在中その別刷を読んで誤解を生じ過筆したのだと思ふ」と説明している(「皮科《〔ママ〕》特別研究室に助教授小笠原登博士を訪ねて」『芝蘭会雑誌』二二号、一九四二年一月、二五頁)。

(29)菱木政晴は、この書簡について「早田が、病者を隔離して安心して死なせることが大乗的救いであると説いている意味」を重視している(菱木政晴「二人のハンセン病医師の仏教観——小笠原登と早田皓」(『宗教研究』八四巻四輯、二〇一一年三月、三九五頁)。

(30)柴雀人『黎明』(癩予防協会三重県支部、一九四二年)、一一九頁・一二五頁。

(31)菊池恵楓園「拝謁資料」(『近現代日本ハンセン病問題資料集成』補巻三、不二出版、二〇〇五年)、一八一~一八二頁。

(32)宮崎松記は「癩も結核と同様に感染と発病は別箇に考えねばならぬ」という持論であったが(宮崎松記「軍勤務に起因する癩発病」『医療』一巻三号、一九四八年二月、五四頁)、これもまた、小笠原の見解と通じるものである。

(33)「第15回日本癩学会総会学術演説抄録」(『レプラ』一三巻一号、一九四二年一月)、三六〜四〇頁。
(34)西田市一「癩は遺伝か伝染か?」(『週刊朝日』四〇巻二七号、一九四一年一二月七日)、四〇頁。
(35)前掲「第15回日本癩学会総会学術演説抄録」、四〇〜四一頁。
(36)「第15回日本癩学会総会学術演説抄録」(『レプラ』一三巻二号、一九四二年三月)、四〇〜四一頁・四三頁。
(37)桜井方策「第15回日本癩学会総会景況記」(『レプラ』一三巻二号)、八七頁。
(38)晩年の小笠原登に会った田中文雄は、そのときに小笠原から聞いた話として、第一五回日本癩学会総会の「雰囲気と云うものは、お世辞にも学会などと言えたものではなかった。博士の報告に対して、発言を妨害しようとする野卑な野次や、床をわざと踏み鳴す靴音で騒然たるものであった」と記している(田中文雄「京都大学ライ治療所創設者――小笠原登の近況」(『多磨』四八巻一二号、一九六七年一二月、二二頁)。
(39)前掲「皮科特別研究室に助教授小笠原登博士を訪ねて」、二九頁。
(40)桜井方策前掲文、八七頁。
(41)「文部省科学研究費ニヨル癩ニ関スル第二回協同研究協議会委員会記録」(『近現代日本ハンセン病問題資料集成』戦前編七巻、不二出版、二〇〇二年)、二二四頁。
(42)桜井方策・西村真二「癩の体質論をめぐりて」(『大阪医事新誌』一三巻一一号、一九四二年一一月)、三三二頁。
(43)「第16回日本癩学会総会学術演説」(『レプラ』一三巻五号、一九四二年九月)、一一八〜一二三頁。
(44)一九四一年一一月一五日の「日記」に「午前中小笠原に対する討論あり」と記した東京帝国大学医学部の太田正雄(木下杢太郎)も、一九四二年三月二九日の「日記」には「午前中は癩の学会」と記すのみであった(『木下杢太郎日記』五巻、岩波書店、一九八〇年、一二七頁・一七二頁)。
(45)小笠原は、こうした患者の支持があったことについて、「これが私にとつてはまあ一つの慰めです」と語っている(前掲「皮科特別研究室に助教授小笠原登博士を訪ねて」、三〇頁)。
(46)前掲「皮科特別研究室に助教授小笠原登博士を訪ねて」、二五頁。
(47)松岡弘之「太田正雄(木下杢太郎)のハンセン病研究について」(『歴史評論』六五六号、二〇〇四年一二月)、七七〜七九頁。
(48)成田稔『ユマニテの人――木下杢太郎とハンセン病』(日本医事新報社、二〇〇四年)、一三三〜一三四頁。

第二章

戦時下の皮膚科特研

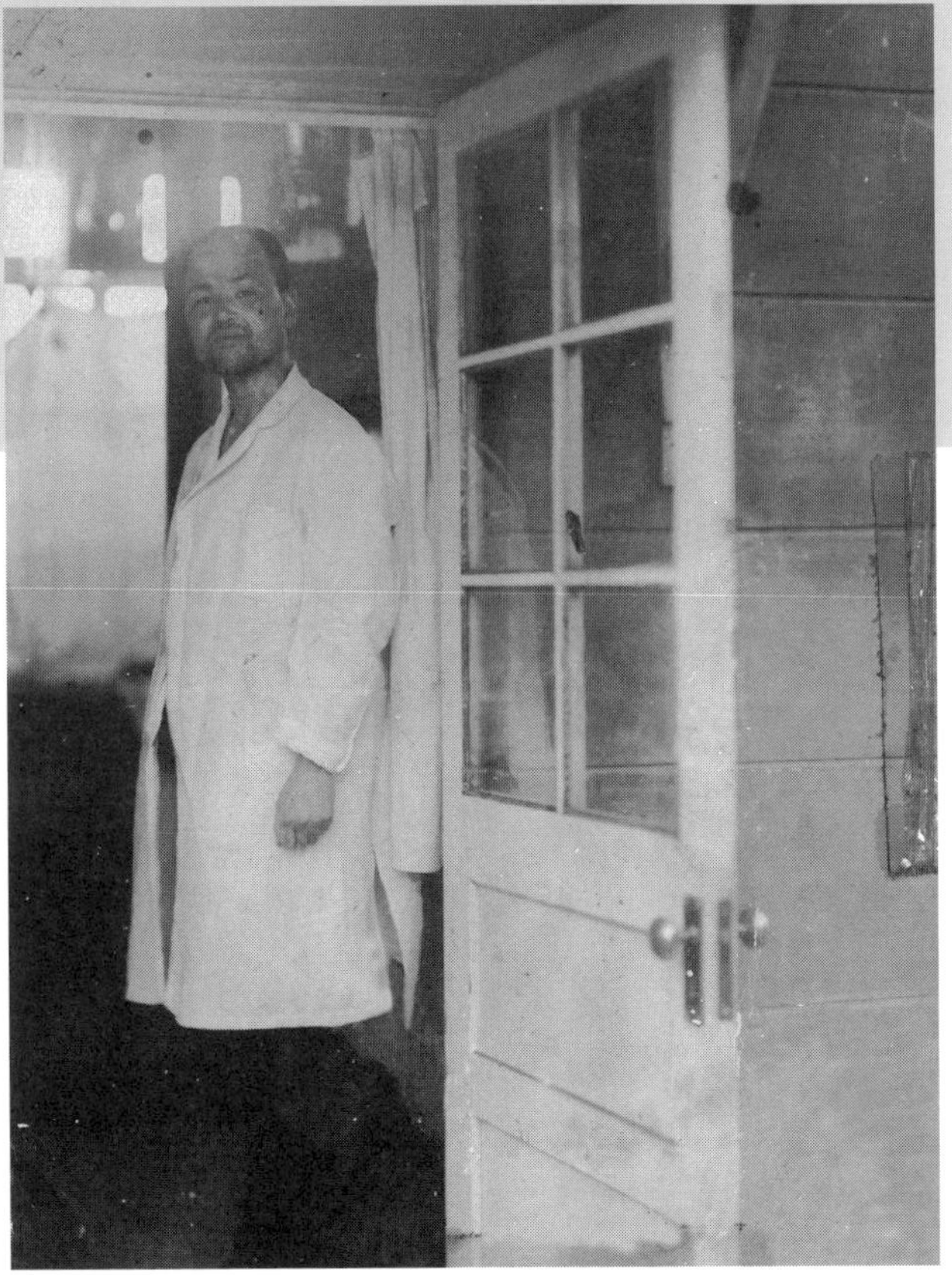

京大皮膚科特研時代

はじめに

第一章では、一九四一年一一月の第一五回日本癩学会総会の場を中心として、絶対隔離を推進した医師たちによる小笠原登の学説への攻撃がなぜなされたのかということについて論じたが、本章では、ハンセン病患者に対する絶対隔離という国策のなか、京都帝国大学医学部附属医院皮膚科特別研究室（皮膚科特研）において、あえて、通常の入院や通院により患者を診療し、治癒すれば退院を認めた小笠原の実践について明らかにする。本章の課題は、前章末で述べた従来の説を修正すること、すなわち、小笠原の医療実践が絶対隔離という国策とどのように対立し、また、どのように共存したかということの解明である。対象時期は一九四一～四二年を中心とする。

この課題を解明するうえで、近年の廣川和花の研究について、あらためて批判しておく。廣川は、一九〇七年の法律「癩予防ニ関スル件」によりハンセン病患者への国家の隔離政策は開始され、患者は社会防衛の国策の下、国家により迫害され、社会から排除され、そして一九三一年の癩予防法により全患者を生涯にわたり強制隔離するという絶対隔離が完成されたという、これまでの先行研究により確立された認識を、克服するべき「糾弾の歴史」としてきびしく批判している。

たとえば、廣川は、一九九〇年代以降のハンセン病史研究について、「きわめて現実的な政策課題やアクティヴィズムと密接にかかわりを持ちながら進展してきた」ため、「療養所における入所者の差別的待遇や人権侵害に関心が集中し、国と「無癩県運動」に加担した諸団体を断罪して事足れりとする、ハンセン病史の単純化という弊害も招いている」と述べ[1]、「糾弾の歴史」の克服を力説している。廣川の論は、一九〇七年の法律「癩予防ニ関スル件」は患者の救護法であった、一九三一年の癩予防法は絶対隔離を可能にする法律ではあるが、現実には群馬県草津温泉にあったハンセン病患者の湯之沢集落やそこで患者を治療した私立の聖バルナバミッションの存在も許され、大阪帝国大学などでは自宅療養患者の通院治療もおこなわれていたのであるから、絶対隔離は実現していない、すなわち国家はハンセン病患者を排除、差別することを意図してはいなかったということに帰結する。しかし、ここで、廣川は「糾弾の歴史」の克服を急ぐあまり、きわめて初歩的かつ致命的な事実誤認をあえて犯している。

一九三一年の癩予防法について言うならば、法律の成立が即、絶対隔離の達成ではないのである。国家は二〇カ年計画で全患者の隔離をめざしたわけで、その期間に多くの自宅療養患者がいたのは当然である。そのような常識的な事実もわきまえず、自宅療養患者の存在を強調して絶対隔離政策は実現していないなどと主張するのは、論理の飛躍である。さらに、廣川が絶対隔離政策実現否定の根拠とするそうした自宅療養患者でさえ、隔離されるまでは「癩患家の指導」の名の下に、地域の衛生行政を管轄していた警察の監督下に置かれていたのである。大学病院での通院治療もまた、そうした「癩患家の指導」の一環と位置付けられる。そして、一九四一年に聖バルナバミッションも閉鎖され、湯之沢の集落も解体させられるが、それは絶対隔離政策の進行の一環として理解するべきである。廣川は、自宅療養患者や湯之沢集落のような存在を根拠に療養の多様性を主張し、絶対隔離の実現を否定するが、自宅療養患者の管理、湯之沢集落なども解体に追いやったこと自体が絶対隔離政策そのものなのである。廣川の絶対隔離への理解はあまりに単純である。まさに、「ハンセン病史の単純化」という批判は廣川自身が甘んじて受けなければならない。

廣川が「糾弾の歴史」と一括して批判するわたくしの研究も含む先行研究は、すべてのハンセン病患者を治療の場ではなく、強制労働や懲罰としての監禁や強制断種・堕胎の場としての療養所に送り込む政策全体を指して絶対隔離政策と論じてきたのである。そして、そのような患者虐待は廣川が患者救護の法と主張する法律「癩予防ニ関スル件」の下でも実施されていたのである。なぜ、廣川はこうした厳正な事実から眼を背けるのか。

本書は、廣川の実証をともなわない研究への批判などを唯一の目的に執筆されるものではないが、一見すると、絶対隔離政策の外にあり、「療養の多様性」の事例と曲解される皮膚科特研における小笠原の医療実践もまた、絶対隔離政策のうちにあったことを実証することで、結果的には廣川の謬論を克服することになろう。(2)

第一節――小笠原登の「救癩」観

一九四一年一二月八日、小笠原登は、「日記」に「英米ニ対シ宣戦ノ詔勅ヲラヂオニテ聞ク。総理ノ演説モ亦コレヲキク」と対米英戦争の開始を淡々と記している。そして、それに続けて「夕刻事務官ヨリ警戒管制ニ入リタルヲ以テ厳重ニ備ヘヲナス様ラヂオニテ通告アリ」「石畠嘱託ニ依頼シテ防空施設ヲナス」と、皮膚科特研の防空体制について事務的に述べている。開戦の興奮を「日記」から読み取ることは難しい。むしろ、「日記」には、患者と「防空事業ニツキテ議」したり(一九四一年一二月一四日)、患者常会(後述)に出席し「大詔奉賛会ヲ行ヒ五ヶ条ノ翼賛会宣布スローガンニツキテ解説ヲ与ヘ」たり(一九四二年一月八日)、あるいは灯火管制のための「遮光装置ノ監督」をする(一九四二年一月二八日)などの記述が散見されるのみである。しかし、一九四二年二月一五日、シンガポールのイギリス軍が日本軍に降伏すると、小笠原はその日の「日記」に「午後七時五十分新嘉坡《シンガポール》陥落ス」と記し、二月一七日、「患者新嘉坡陥落ニツキ祝賀ノタメノ会議ヲ外来待合ニ開」き、一八日には「事務ヲ終リテ患者ト共ニ正午ヨリノ全国同一祝賀ヲナス。東条総理ノ演説ニツイデ万歳三唱アリ。コレニ和ス」と記すなど、小笠原も勝利を祝う輪のなかにいたことがわかる。翌一九日に開かれた患者の祝賀会にも小笠原は三時間出席している。続けて三月一二日の「日記」には「第二回東亜大戦祝捷日。正午宮城遥拝黙禱ヲナス」という記述も見られる。

さらに、四月一八日、アメリカ軍による日本への初空襲となる「ドーリットル空襲」があると、二〇日に、小笠原は嘱託の石畠俊徳と「防空最適ノ制」について協議し、「警戒管制中雇員階級以上1名宛当直」「退勤後管制発令ノ時ハ当直番ノ者ニ電話ニテ通告スルコト」「小笠原ハ午後11時マデ在勤シ交代者来ラザル時ハ代理当直ヲナスコト」「食事ハ当直員ニハ夕食ヨリ翌日中食マデヲ供スルコト」などを決め、皮膚科特研の全職員に提示、賛成を得ている。そして、その直後の二一日には、午後四時過ぎ、突如、空襲警報が発令され、「取敢エズ職員1名屋上ニ於テ情勢ヲ注視スベキ旨ヲ命ジ」るなど、小笠原も緊迫して警備に就いている。このように、小笠原は、ハンセン病患者の絶対隔離という国策には反対するが、決して国家に反逆したわけではなく、国防の責を忠実に担っていた。

小笠原は、一九四二年の秋、「四恩の詞」という患者への訓戒をおこなっている。「四恩」とは「皇恩」「父母の恩」「師恩」「衆生恩」の四つで、小笠原は「日々夜々、四恩を離れざる身、至誠憶念、報恩の大行を生きむ」と述べ、「四恩」の第一にあげられた「皇恩」については「もろもろの害毒を除き、統理護持し給ふ。その恩山よりも高し」と説明している(3)。

また、この年の七月一一日に、女性患者が次のような「特別研究室の歌」を作成し、小笠原に提出した際にも「皇恩」に言及していた。

一、我が大日本帝国の　幾多の大学在る中に
歴史燦たる京洛の　中に聳ゆる帝大の
建てる特別研究室　此れぞ我等の生命なり

二、医学と神仏織り混ぜて　慈悲と誠の信念に
悩める者を救はんと　御尽し給へる御姿を
尊く拝する日常に　活さる我等涙あり

三、光を仰き全国の　集ひ来れる同胞に
尊き御手を指出さる　親より優る御心に
心身共にいやされて　再び起たん力湧く

四、地位はそれぞれ異なれど　仏の道を本として
行く手は以下に剣くも　鉄より固き信念を
身に抱く我れの有難や　光り輝く道ぞ知る

五、あゝ尊き哉此の仕事　有難き哉涙湧く
如何に活くべき道知りて　我等は日毎恵まれん
いざや進まん国の為　いざや励まん我が為に

小笠原は、この歌に感謝の辞を述べつつ、「研究室歌としては君恩国恩を織り込んで御製作が願いたい」と書き添えている。(4)「君恩」=「皇恩」、「国恩」に報いることは、小笠原がハンセン病医療に取り組む第一の動機であった。

一九四一年一一月六日の「日記」には「午後六時ヨリ病舎常会ヲ開ク。光明皇后御像ヲ拝シテ講話後議事ニ入ル」との記述があり、以後も「日記」には、「午後光明皇后御正忌講話会準備。午後7時開始。講師臨済学院教授　鎌田禅尚師　紙芝居　同学院生徒3名」(一九四二年六月六日)、「午後7時ヨリ臨済学院ヨリ紙芝居ノタメ松尾小西両青年来ル　開会ニ先立チ訓話ヲス。光明皇后ノ御事績　薫習法ノコト」(一九四三年一一月六日)、「光明皇后御命日ニツキ高柳得宝君午後八時ヨリ来講」(一九四四年四月六日)、「光明皇后奉讃会高柳講師大遅刻」(一九四四年七月六日)、「午後一時ヨリ光明皇后鑽仰会。高柳得宝君来演。十時半去ル。職員出席」(一九四四年九月六日)という記述が見られる。高柳得宝はアララギ派の歌人である。また、光明皇后にはハンセン病患者の膿を吸うと、その患者は阿閦《あしゅく》如来に変身したという伝承があり(5)、当時、光明皇后はハンセン病患者への「皇恩」の象徴でもあった。『続日本紀』によれば、光明皇后は七六〇年六月七日に死去しているが、「日記」の記述より、皮膚科特研では、毎月六日に光明皇后鑽仰会が開かれていたことがわかる。

小笠原は、光明皇后を讃えることにより、ハンセン病患者への「皇恩」を患者に教化していた。当時、絶対隔離を推進するために光明皇后や貞明皇后の「皇恩」が強調され、患者には「皇恩」に報い、国家のために我が身を犠牲にして絶対隔離に甘んじることが、また、国民にも「皇恩」を理解して患者に同情を注ぐことが求められていた。これが「救癩」という論理である(6)。

では、小笠原も同様の「救癩」観に囚われていたのだろうか。たしかに、小笠原も、一九三四年に僧侶・仏教徒に向かい、「救癩」を呼びかけていた。しかし、そこで小笠原は「癩病は治療によつて治癒する」ことを強調、京都帝国大学の立場を「癩病患者の入院設備を施し、最善を尽して治療を行ふ事によつて癩病絶滅の運動に参加する事」と明言していた(7)。すなわち、小笠原にとり「救癩」とは、文字どおり治療によりハンセン病患者を救うことを意味している。

小笠原はさらに言を進め、「草津の聖バルナバ医院、目黒の慰廃園、神山復生病院、熊本の回春病院及び待労院、朝鮮のピーター、ワルフ癩療養所、釜山癩病院、台湾の馬偕医院等」などを事例に「古くより基督教の人々によつて救癩の運動が熱心に続けられて居る」にもかかわらず、「仏教徒の経営に属するものには身延の深敬病院と其の福岡支院とがあるのみである」と嘆き、「今や、国家の事業として癩病の絶滅が企図せられて居る。基督教の人達は熱誠を注いでこれに参加して居る。願はくば仏教に属する人々も、前述の迷信の打破と、治療機関の建設とを以てこの大運動に参加し、仏陀大慈大悲の精神を益々顕彰せられん事を偏に希ふ」と訴えた。(8) 簡潔に言えば、一般的な「救癩」は患者を絶対隔離に追い込む論理であったのに対し、小笠原の言う「救癩」は患者を治療し治癒させる論理であった。光明皇后を讃え、「皇恩」を強調し、「救癩」の語を使用していても、小笠原の医療実践は国家の絶対隔離政策と同質のものではない。

一九三八年、小笠原は「現在癩患者が苦痛としてゐるものは、癩そのものでは無くして、癩の誤解に基づく社会的迫害である。従つて救癩事業の急務は、社会の誤解を除いて患者を迫害より脱せしめるにある」と明言している。(9) 「癩の誤解」の一つは、絶対隔離政策により生じた、ハンセン病は強い感染力を持つという恐怖感である。(10) 小笠原にとり「救癩」は、そうした絶対隔離政策が生み出した差別からの患者の解放を意味するものであった。

それでは、小笠原は絶対隔離を規定した癩予防法に対し、どのような見解を持っていたのであろうか。小笠原の治療を受けた井上茂次は、小笠原の癩予防法に対する立場について「「らい予防法」がある当時です。通院ということは認められていなかった。先生はそういうことを私の父親にも言われまして、ご自身もやはり法の下で働いているから、自分の考えと、それから法の下で働いている立場という二つの考え方をきちっと話されましたね」と回想しているが、[11] ここに示されているように、小笠原は絶対隔離のみの政策を批判はするが、癩予防法そのものを否定していたわけではない。

癩予防法が施行されてから三年が経過した一九三四年、小笠原はこの法律に対する見解を示している。そこでは、まず「近年、癩病絶滅の運動が盛になつた事は欣ばしい事」と述べ、「滅絶のために患者の隔離法が専ら策せられて居る。これが有効な方法である事は勿論である」と明言した。そのうえで「隔離所に送られる事を嫌忌する患者が甚だ多い事」と「全癩病患者を悉く隔離し得る設備が無い事」が「癩病絶滅」の「障碍《しょうがい》」になると指摘するものの、これらの「障碍」は「隔離設備を充実せしめ、他面に於て定期的強制的に全国民の健康診断を術《ママ》ひ、癩患者を発見した場合はこれを逮捕する事によつて除かれ得る」とまで言い切っている。ここまでを読むと、小笠原もまた絶対隔離政策を全面的に支持しているように受け止められる。しかし、小笠原は、言を継いで「癩は比較的治癒し易い疾患」であることを強調、「隔離施設の完成を待つ間に於て癩の治療を奨励する事も亦癩病絶滅に関する一方策である」と論を展開していく。すなわち、小笠原は「癩病絶滅」の方策には、隔離だけではなく治療による治癒の道があることを示している。そうであるからこそ、小笠原は「現今の状勢は、隔離法の一つに偏曲して、治療は却つて抑圧せられて居る観がある」と述べ、その「抑圧」のひとつが「医師が癩患者の住所姓名を警察に届け出づべき法令である」として癩予防法を批判、「この法令のために、如何に多くの患者が医師の診療を遠ざかつて居る事であらう」と慨嘆し、法律の改正を求めた。具体的には医師の届け出には患者の姓名は含まず、「住所の府県名、性及び生年月日まで届出だけでも足る」と述べている。さらに、患者の運輸機関利用の禁止も撤廃し、「簡単な施設を行つて癩患者の輸送を許す事は、治療奨励のために最も必要な事である」とも述べている。

このように、小笠原の認識は、ハンセン病の絶滅には「癩が伝染病である事を利用して隔離法を行ふと共に、又癩が比較的に治癒し易い事を利用して治療を奨励する事」が必要であるというもので、患者に治療を受けやすくするためには法改正が必要とするものの、癩予防法の下での隔離政策そのものを否定はしていない。小笠原が批判するのは隔離のみに偏る政策であり、隔離と治療の両方を進めることを求めていた[12]。

癩予防法は、第三条において、「癩患者ニシテ病毒伝播ノ虞アルモノ」を隔離の対象にしていた。法文をそのまま解釈すれば、たしかに癩予防法はすべての患者を隔離するとは規定しておらず、この点において癩予防法は絶対隔離の法ではないという見解も生じ得る。しかし、現実には、すべての患者は「病毒伝播ノ虞アル」という解釈によって、この法律は絶対隔離の法として機能した。ハンセン病対策においては、軽症患者であろうと感染源であるという認識がまかりとおっていた。これに対し、小笠原は法文を厳密に解釈し、医学的知見により「病毒伝播ノ虞」がないと判断される患者は、隔離する必要がないと考え、そうした患者を自宅療養＝通院治療の対象としたのである。

また、一九四八年三月に発表した「私は癩をかくの如く見る」（『学園新聞』七三号）という論考のなかで、「わが国の癩に関する現行の法律は、癩が伝染力の劇烈な疾患であるかの如き想定の下に制定せられている。この法律が変革せられざる限り我等国民たる者は、事実または学理の如何にかかわらず法律を遵守せねばならぬ。私もまた学識を別として法律を遵法している」と明言していることも注目される[13]。小笠原は、癩予防法には医学的な誤りがあるが、国民としては法律を守らねばならぬという認識に立っていた。そうであるならば、皮膚科特研におけるハンセン病患者への医療と処遇は、癩予防法に違反しないという配慮の下になされていたことになる。絶対隔離の法を批判しつつ、絶対隔離の法の範囲内で、絶対隔離とは異なる医療を実践するということが、小笠原の姿勢である。

以下、「日記」の記載をもとにその実践を具体的に検証する。

第二節――皮膚科特研における患者処遇

(1) 小笠原の治療

第一章では、一九三六年度の皮膚科特研の診療患者数が私費患者三〇八名、官費患者三四名であったと述べたが、戦時下の皮膚科特研にはどれほどの患者が入院していたのか。それを示す数字が一九四二年五月一二日の「日記」に記されている。これは、三井報恩会に報告するため、一九四一年度の入院患者数を看護師の戸田八重子がまとめたものであり、**表2-1**のとおりである。

この**表2-1**から、皮膚科特研には常時、三〇人前後の患者が入院していたことがわかる。入院費はひとり一日当たり二円四〇銭であり、一カ月では七〇円以上となり、一九四二年当時、男性の工場労働者の一日の平均賃金が三円二四銭であったことを考えれば[14]、この入院費は高額である[15]。しかし、皮膚科特研には、私費ではなく官費で入院できる患者の枠が七名分あった。そして、小笠原はこの官費の枠を巧妙に活用し、資力の乏しい患者を無料で入院させていた。

「日記」から読み取れる事例を示そう。一九四二年一月九日の条に「二名ノ旧患者悪化シテ来院。入院治療ノヤムナキ為メニ大ニ苦辛ス。二名共ニ入院ト決ス。一ハ官費一ハ私費ニスル」という記述がある。すなわち、退院していた患者二名が再発して再入院することになったのだが、小笠原はそのうちのひとりを官費患者としたのである。しか

表2-1 | 1941年度皮膚科特研1日平均入院患者数(単位:人)

月	4	5	6	7	8	9	10	11	12	1	2	3
延数	885	978	993	1106	1112	1070	1073	1098	1030	966	811	864
平均	29.5	31.5	33.1	35.7	35.9	35.7	34.6	36.6	33.2	31.2	29.0	27.9

し、そのためには、一月一〇日の条に「両名ノ入院ニツキ官費患者ノ入換ヲ行ヘリ」と記されているように、従来の官費患者一名を私費患者に変更しなくてはならない。そこで、小笠原が考えたのは、従来の官費患者K_1を患者Y_1の付き添いとするということである。これにより、K_1は患者ではなく付き添い人という名目で皮膚科特研に止まり、小笠原の治療を受け続けることが可能になった。

ところが、四月、K_1が付き添いをしていた患者Y_1が死亡する。これによりK_1の付き添いという名目も消滅する。これに対し、四月一五日、小笠原はY_1も官費患者であったため、新たにK_1を官費患者に復帰させている。このように、小笠原は官費患者七名の枠を患者間で融通させて、資力の乏しい患者を官費で治療し続けたのである。また、同年九月五日の条にも「S_1ノ入院料続カズトテ退院ヲ請ヒ来リタルヲ以テ本日退院ヲ許シテコレヲM_1ノ付添人トシテ在院セシメオクコト、シタリ」と記されている。K_1にかぎらず、皮膚科特研では、資力の乏しい患者を、他の患者の付き添い人として事実上入院させることもしばしばおこなわれていたのである。

なお、皮膚科特研には、入院患者のほか外来患者も数多くいた。小笠原の診察は丁寧でとくに初診者には長時間を要したというが[16]、一九四二年六月一日の「日記」には「外来患者本日50名ヲ超エタリト云フ。診察終了午後4時ヲ超エタリ」と記されている。そのため、薬局の調剤師から抗議され、小笠原自らが調剤することになり、調剤が終わったのは午後八時であった。日により外来患者の数には差があるが、外来患者が多いときは、小笠原は勤務時間に関係なく診察、投薬を実施していたのである。

それでは、皮膚科特研では患者にどのような治療がなされたのか。それを、一九四一年一〇月に小笠原が作成した自宅療養患者に対する「療養の心得」という冊子から考察しておこう。この冊子の冒頭、小笠原は「罹病者は主として栄養不良の下に育つた人たちであると信ぜられますから養生法の第一として栄養状態の改善をはかつて頂きたい」と述べたうえで、「食物の種類が治療の上に、大変に影響する」ことを指摘し、「絶対に忌むべきもの」をあげている。そこであげられたのは飲料では酒類、茶（にがきもの）、コーヒー、紅茶、ココア、肉類では牛、馬、鯨、兎、鶏、あひる、鴨、つぐみ、しぎ、すずめ等、魚類ではいわし、さば、ぶり、にしん、かつお等であり、さらに揚豆腐、てんぷら、揚げ物、フライなどの「油多きもの」、唐辛子、からし、わさび、たで、しょうが、胡椒、山椒などの刺激物、にんにくなどで、煙草も禁止された。なぜ、これらの飲食物が禁止されたのか、理由は書かれてはいないが、患者には禁酒禁煙、肉類や青魚、刺激物の禁止が求められたのである。

また、「療養の心得」は日常生活における注意事項も記している。そこでは、適度の運動や日光浴を勧め、過食と「房事」を慎むように戒められている。「房事」を戒めた理由として、小笠原は、ハンセン病の発病には「妊娠が誘因となる事は頗る多い」からと説明している。さらに、入浴は「家族の人々が皆済んだ後」にすること、「重症な人は一室を定めて、成るべく家族の人たちと接触せぬ様にする事」を求めている。これを読むと、小笠原が接触によるハンセン病の感染を重視しているように理解され、ハンセン病の感染力は弱いとする小笠原の持論と矛盾するようであるが、これについて、小笠原は「接触は発病に対して、左程重大な役を勤めてゐるものでないと考へられますが、万全を期するためにこれ丈の注意は必要」と説明を加えている。

さらに、小笠原は、患者の「精神の安静」にも言及している。それは、「精神の安静」が保てないと、患者に「迷ひの心」が生じ、「擬似宗教者の誘惑に陥り無用の金品を搾取せられると共に、病気は悪化の一路を辿る」ということであり、小笠原は、「精神の安静」のために「道徳を修めること」を求めている。そして、その道徳とは前述した「四恩」である。

小笠原は、「祖先に感謝し、父母に孝養を励み、家族に対しては和を旨とし、隣里郷党には信義を重んじ、皇国には赤誠を捧ぐる時は、社会の愛敬を自ら身に受けて、心は自ら静平を得る」と述べている。[17]「療養の心得」に記されているのは自宅療養患者への注意であるが、同様の内容は入院患者にも求められた。皮膚科特研では、患者の食事管理が厳しくなされたのである。

さらに、前述した「私は癩をかくの如く見る」では、小笠原は「癩は自家中毒の一型」と断言し、「私が か様な考えを持ち始めた昭和十七年ころから」と前置きして、「癩患者の治療において食量調節をあわせ行い始めた」と述べ、さらに具体的に「癩は大食者が罹る疾患である」「癩は調節する事によつて次第に軽快に赴き、遂には臨床的治癒に達し得る疾患である」「食量の調節を乱した者には症状の悪化を来す者が認められ、調節を遵守し始めるならば再び軽快に向う」「一度臨床的治癒を宣せられた患者が郷里に帰つて従前の生活を営むに及んで再発を来したのであるが、食量調節を再び厳守する事によつて再び臨床的治癒を示した数例があつた」と記している。[18] 食事の管理は、小笠原の治療の基本であり続けた。

（2）患者に対する小笠原の姿勢

次に小笠原は皮膚科特研の患者に対し、どのような姿勢で臨んでいたのか、検討したい。「日記」の一九四二年六月一六日の条に「一学生来訪。我ガ癩ニ対スル信念ヲ問フ。「平凡」ト云フ語ニテ尽キタリ」という記述がある。この「平凡」という回答に、小笠原の患者への姿勢も象徴されているのではないだろうか。すなわち、長島愛生園長の光田健輔や同園医官の小川正子への社会的評価に典型的に表れているように、当時は国立療養所の医師が患者のために「献身」する姿が強調され、それにより絶対隔離が正当化、美談化され、そこには普通の医師とは異なる彼らの「非凡」さが際立たされていた。[19] ここに示されているのは、悲惨なハンセン病患者と献身的な医師という構図であった。これに対し、小笠原は、自己の医学的知見に基づき、ハンセン病患者に最善の治療を施そうとするのみであり、医師なら当然のことであるとして、自らの姿勢を「平凡」と表現したのではないだろうか。以下、「日記」から読み取れる皮膚科特研における小笠原の患者への処遇の特徴を見ておこう。

まず、皮膚科特研では、入院患者の外出、一時帰省が大幅に許可されていたことがあげられる。**表2―2**は一九四一～四二年の「日記」に記された理由が判明する患者の外出、一時帰省の事例を示したものである。

もっとも、小笠原が患者の外出、一時帰省を認めたことが特筆されるというのではない。絶対隔離の方針下の長島愛生園では、外出、一時帰省は原則として禁止であり、「肉親が危篤になろうと、亡くなった後の法事であろうと、理由の如何を問わず許してもらえ」ず、一時帰省を願い出た患者は「窓口で係員からさんざん罵声を浴びた」というが、園長の光田健輔に「直訴」すると許可されることもあったという回想がある[20]。あるいは、光田は患者に対し「自分勝手にここを出て行きたい者は、俺の屍体をのりこえていけ」と絶叫しつつ、その一方で一部の患者には帰省を促していたという回想もある[21]。いずれの回想も光田を「救癩の父」と崇める立場の患者のものであるので、多少の誇張はあるとしても、愛生園では、園長光田健輔の恣意的な判断で患者の帰省は許される場合もあった。第一章でも紹介したように、菊池恵楓園でも「産業戦士」とするべく、患者の「軽快退園」が認められていた。

したがって、ここで注目したいのは、皮膚科特研における外出、帰省の許可理由である。外出の理由には、寺社参拝、月見のような患者の慰安を目的とするものも含まれており、一時帰省の理由に報恩講や法事、農作業の都合によるものも含まれている。さらに経済的に入院費が払えなくなった患者にも一時帰省を認めている。皮膚科特研では、患者の生活に根差して一時帰省を許していたことがわかる。ここには、絶対隔離政

表2-2｜皮膚科特研における入院患者の外出、一時帰省の事例（1941～1942年）

	「日記」の日付	「日記」の記述
外出	1941.10.13	Y_2患者清浄華院参拝ヲ許可　御所散策ハユルサズ
	1941.10.14	K_1患者大阪ニテ入院中ノ女子ノ見舞ヲユルス
	1941.10.14	M_2患者荷稲神社参拝ヲユルス
	1941.12.12	N_1患者ヨリ患者朝外出ノ懇請アリ　三人参リニ四人同道内一名責任ヲ持チ過失ナキ様努ムルナラバ可ナリト告グ
	1942. 4.12	戸田雇患者数名ヲ伴ヒ比叡山ニ上ル
	1942. 9. 5	$O_2M_2F_1I_1$ノ4患者縁者ノ命日ナルヲ以テ東西本願寺ニ詣セリ　無事帰来ス
	1942. 9.24	横田傭患者ヲ伴ヒテ外出　鴨川ニ月見ス
	1942. 9.25	戸田雇患者ヲ伴ヒテ月見ス
一時帰省	1941. 9.29	S_2治療費調達ノタメ帰国許可
	1941.10.14	Y_3患者自宅報恩講参詣ヲユルス
	1941.10.20	Y_3患者檀那寺ノ報恩講ナリトテ妻女ト共ニ来リテ二十二日ヨリ二十四日マデ帰郷ヲ乞フ　許サズ
	1941.10.22	Y_3患者ニ明晩帰宅セシメ明後日帰来ヲ許ス（報恩講参詣ノタメ）
	1941.10.26	K_2患者養母危篤ノタメ帰国ヲ請フ（片岡看護婦自宅へ伝へ来ル）許可
	1941.11. 7	S_3患者ヨリ徴兵ニ関スル相談アリ　明日一度帰省シテ事情ヲ明カニシ来ルベシト命ズ
	1941.11. 9	Y_3患者麦打時ノタメニ帰郷ヲ乞フ　短時日ナラバトテ許可ス
	1941.12.12	Y_3衰弱ノタメ本日帰郷セシム
	1942. 1.19	O_1法事ニテ帰郷ヲ乞フ　責任アル人ヨリ申出デアラバ許可スト答フ
	1942. 2. 1	O_1ノ叔母来リ目下郷里ハ雪ニテ仕事ナク費用ニ窮シタルヲ以テ約一ヶ月間帰省ヲ請ヘリ　荷物ヲ預ケオキテ退院手続ヲナシ一時帰省セシムルコトヽス

策は患者と家族の生活を破壊するものであるという小笠原の批判が反映していた。皮膚科特研では、患者とその家族が生活を維持しながら療養するという前提を維持していた。

次に、皮膚科特研では毎月一回、患者常会が開かれ、小笠原ら職員と入院患者との間で、入院生活や治療についての意見交換がなされていたことにも注目したい。「日記」にはしばしば常会の議事が記載されている。たとえば、一九四二年四月一〇日の条には、常会の議題として、職員側から「苦空無常無我ノ理ヲ体解シテ養生ニ専念シ且院規ヲ厳守スルコト」が提案され、これに対し患者側からは「服薬後ノ調味料ノ件」が提案されている。職員側提出の議題は精神修養に類する内容であるのに対し、患者側提出の議題は現実的なものである。同じく、同年五月八日の条には、この日の常会では「飯量少キコトニツキテ患者ヨリ訴ヘ」があったことが記され、これに対し小笠原は「精神力ノ緊張ヲ奨ム。今日空腹感アレドモ精神力ニテ打勝ツヲ得。空漠ナル時間ナキ様ニ努力スルコト」と訓示している。皮膚科特研では小笠原の食量調節＝減食療法に対して空腹を訴える患者の不満があったが、小笠原はこれに対しても精神修養で空腹に打ち勝てと説いている。九月八日の条によれば、この日の常会で小笠原は減食療法に不服の者は退院せよと発言している。小笠原のこうした発言に患者側も激昂したようで、減食をめぐり看護師戸田八重子と患者との間に「激論」があったことも「日記」に記されている。皮膚科特研では、小笠原ら職員側と患者側との間で、治療や待遇をめぐり激しい意見交換もなされていた。

第三節――絶対隔離政策と皮膚科特研

前節で見たように、皮膚科特研は、国立療養所と比較して、患者の外出、一時帰省には柔軟であり、患者の不満を一方的に抑圧するのではなく、患者側と話し合う姿勢を堅持していた。それでは、絶対隔離という国策に対して、どのような対応をしていたのであろうか。まず、院内の規則に違反した患者への対応から見ていこう。それは「日記」に頻繁に記されている。

一九四一年一一月二〇日の条に「O_1外出飲食店に入リタルノ件処分決セズ。Y_2モ同様咎アリト云フ」という記述がある。減食療法を重視していた皮膚科特研にとり、患者が外出中に飲食することは治療を根底から覆す行為であり、小笠原は厳しく対処していたが、この事件はその後も尾を引く。一一月二一日の条には「O_1実父及ビ両叔母来訪。O_1退院ヲ命ズルニツキテ謝罪赦免ヲ乞ヘリ。明日ノ会議ニテ決スベシト答フ」とあり、小笠原はO_1を強制的に退院させる方針だったことがわかる。一一月二二日、小笠原は職員にO_1の退院の件を付議し、その結果、O_1が少年だという理由で「退院ヲ免ズル」こととなる。しかし、外出中に飲食したことを重視し、一一月二五日の条に「O_1患者市街ニ出デ、食堂ニテ食事セシニ端ヲ発シY_3患者又朝知恩院ニ詣デ、食堂ニテ朝食ストノ告知ヲスルモノアリシヲ以テ神社仏閣ノ早朝参詣ヲ禁ジタルヲ以テH_1ヨリ寛大ノ処置ヲ以テ早朝参詣ヲ許可セラレント乞ヘリ。一応許サヾルコト、セリ」と記されているような事態となる。これによれば、皮膚科特研は、患者が早朝に寺社に参詣するために外出することには寛大であったようであるが、今回の事件を機にそれは禁止されたことがわかる。一一月二八日の条には「Y_3患者ヨリ晨朝知恩院参詣ヲ乞フ。食堂ニ入ルモノアルノ故ヲ以テユルサズ」と記されている。この事件に関する「日記」の記載はこの日をもって終わるが、これらの一連の記述から、小笠原は、規則に違反した患者に対しては強制退院という懲罰をもって臨んでいたことがわかる。前述した一九四二年九月八日の常会での小笠原の発言を裏付けるものである。

さらに、Y_3の名前は、別件で一九四二年四月一五日の条にも登場する。そこには「Y_3ノ女《むすめ》父ノ過チヲ謝罪スルタメニ来院。治療ヲ哀願シタレドモ直チニハ赦サズ。同女責任ヲ負ヒテ哀願シタルニヨリ遂ニ悔悛ヲ誓ハシメテユルスコト、セリ」と記されている。このとき、Y_3がどのような行為をしたのかは不明であるが、なにがしかの規則違反を犯し、小笠原により治療を拒否されていて、娘の哀願によりようやく許されたことになる。

このほか、「日記」の一九四二年五月二六日の条には、「Y_4 K_1両患者喫煙ヲナシ寿しヲ無断外出ニテ購入シ食シタル事等治療方針ヲ乱シタル廉アルヲ以テ研究室費節減ヲ理由トシテ本月中ニ退院ヲ命ジタリ」という記述がある。「日記」によれば、Y_4は五月三〇日に、K_1は三一日に、それぞれ退院している。また、七月一一日の条には「今朝S_4患者米ノ密食ヲナスニヨリ退院ト決ス」と記され、一二日に小笠原はS_4に退院診察をおこなっている。「日記」には、その際、S_4は「流涕シテ謝」したというが、小笠原は「因縁ニ任セテ無我ノ精神ニ生活スベキコト」を説いて退院させている。減食療法という皮膚科特研の治療の原則に違反した患者への対処はきびしかった。

しかし、減食療法に反する「密食」以上に重大な規則違反は無断外出、無断退院、すなわち事実上の逃走であった。「日記」の一九四二年二月五日の条には「I_2今朝私《ひそ》カニ郷里ニカヘレリ」と記され、小笠原は職員たちと善後策を話し合っている。I_2の動向については以後も「日記」に頻出する。三月二日、I_2は母親と妻に付き添われ帰院し、「赦免ヲ懇願」し、許されたものの、五月二日、再び無断で帰郷した。翌日、I_2から電話があるが、小笠原は「自宅療養ヲナスベキ様奨ムコトヲ命」じた。そして、五月六日、小笠原はI_2の退院について警察に届け出ている。

こうして、I_2への措置は一段落するが、その直後の五月二二日、皮膚科特研にまた事件が持ち上がる。「日記」によれば、この日、「講話後臨時点呼ヲナセルニM_3 O_1 I_1 S_2ノ四名不在」であったが、翌二三日、「昨日四名ノ不在者ハ少年2名ニ寿しヲ食スルタメニ外出セリ」という事実が発覚している。そして、二四日、事態はさらに悪化した。「日記」には次のように記されている。

> M_3退院ヲ強要シテ無許可ヲモ顧ミズ退院ノ準備ヲナスヲ以テ川端警察署に報ジタルニ春日通交番巡査出張シ来ル。懇々説諭シタルモ服セズ。故ニ本署ニ通ジテ然ルベク取計フ旨ヲ告ゲテ辞去セリ。夜ニ入リテ電話ヲ以テ返事ヲ求メタルニ明朝本人同伴出頭スベシトノコトニテ逃亡ヲ監視シツヽ明朝ヲ待ツコトヽセリ。コレヨリ本人次第ニ横暴トナリテ又コレニ共鳴シテ行動ヲ共ニスルモノヲ生ジ来レルヲ以テ大ニ当惑ス。今日患者等謝恩会ヲ催ストノコトナリシガコノ事件ニヨリテ中止シ患者ノミ常会ヲ開キ尚一層厳粛ニ療養ヲ約シタリシガM_3ハ会上ニテハ粛然トシテ謝罪シタリシガ開散スルヤ直チニ喫煙シテ横暴ノ態度止マザラント云フ。コノ夜ヲ《〔ママ〕》寿しヲ需メ来ツテY_4 K_1等ト共ニ喫シタリト云フ。コノ両名又喫煙ヲ始メタリト云フ。

二五日、M_3は看護師の戸田に付き添われ警察に行き、「衛生課巡査部長ニ説諭セラレテ一考スベキ旨ヲ告ゲテ帰来」するが、その後「間モナク退院ノ決意固キ旨」を告げ、結局七月一九日に皮膚科特研を逃走する。「日記」によれば、この日、小笠原は事態を警察に通知し、警察より「皮膚科教室へ人相書ヲ提出スル様通知アリタルニツキ戸田雇警察へ出頭シテ書類及ビ写真ヲ提示」したという。さらに、八月一五日にはO_1も逃走したため、戸田が「川端警察署ヲ問ヒ衛生課新巡査部長ト会見」し、一六日にO_1を捜索し「居所不明ナラバ逃亡ノ手続ヲナスベシ」との方針を決めている。

しかし、事態はこれで終わらなかった。九月八日に戸田と患者とが「激論」したことは前述したが、このときの患者のひとりはM3であった。さらに、一〇月二六日の「日記」にもM3の名前が登場する。そこには「M3患者退院ニ関シテ戸田雇ヲ遣ハシ警察ノ意向ヲ問フ。行方サヘ明カナラバ退院差支ナシトノコトナリト云フ」と記されている。こうした「日記」の記述から、「日記」に記載はないが、七月一九日に皮膚科特研から逃走したM3はその後、帰院していたと考えられる。そしてまた、退院したいと言い出したようである。これに対し、小笠原は警察に相談し、警察は「行方サヘ明カナラバ退院差支ナシ」と回答したのである。しかし、その後、警察との交渉は難航したようで、一〇月二九日の「日記」には、「M3患者退院ニツキ警察トノ交渉滑カナラズ。何時退院セシメ得ベシトモ明カナラズ。畢竟島送リノ時機迄滞留セシムベシト云フガ如キ口吻也」と記されている。

この「島送リ」とは国立療養所への隔離を意味する。[22] 警察は、M3を国立療養所に隔離するまでの間、暫定的に皮膚科特研に入院させておけばよいと考えていたのであり、小笠原は皮膚科特研を絶対隔離の待機所とみなすような警察の認識に不快感を禁じえなかった。結果、M3の処遇は決まらず、一〇月三一日の「日記」には「警察ト意見合ハズ頗ル迷宮ニ陥リタル感アリ」とまで記されている。一一月七日の「日記」には「明日退院ヲ乞ヘリト云フ」と記しながら、翌八日の日記には、常会でこの件を話し合った結果として、「M3患者ノ処分問題最モ難決ナリキ」との苦悩の念が綴られていた。[23] 以上のことから、皮膚科特研では、管轄の警察署および京都府衛生課との連絡を密にしていて、患者が逃走した場合は警察に連絡し、行方を追っていたことがわかる。

また、一九四二年五月二日の「日記」には、I2の逃走について、「isola 患者ガ自在ニ外出シ居ルコトハ法律上ヨリミテ宜シキコトニアラズ。コノ弊害ヲ除クタメニ入院セシムベシ」との見解を述べている。この“isola”とは、“isolation”すなわち隔離を意味するのではないか。そうだとすると、この「日記」の記述は、小笠原が癩予防法の枠内で皮膚科特研を位置付けていたことを裏付ける。小笠原は、患者が自由に外出することを癩予防法に照らして「弊害」とみなしていた。国立療養所のような強制労働、強制堕胎・断種を患者に課すような絶対隔離から患者を守るために、小笠原は、警察とも連絡を取りつつ、法の範囲内で患者への緩やかな隔離をおこなっていた。すなわち、皮膚科特研では、警察との連携の下、患者を小笠原の監督下に置くことで、癩予防法遵守の姿勢を示していたのである。

それゆえ、皮膚科特研には陸軍病院から患者が送付されている。「日記」によれば、一九四一年九月二七日、陸軍病院より患者二名の診察を依頼され実施、一一月二四日には軍医より紹介された陸軍少尉が来院している。そして、一一月二五日には先に診察した二名のうち一名について「収容スベキ事ヲ通告スベシト依頼」している。皮膚科特研が癩予防法に反する存在であれば、このようなことはあり得ないであろう。陸軍病院からも患者を受け入れている事実にも、皮膚科特研が法の枠内にあったことが示されている。

しかし、その一方で、小笠原は患者が国立療養所に隔離されないように配慮もしている。「日記」の一九四一年一〇月一六日の条には、ひとりの患者が退院を希望したとき、小笠原が「退院スルコトハ同時ニ療養所入リヲ予期セザルベカラザルコトヲ警告シタ」と記されている。結局、この患者は一時帰省して親族と相談のうえ、一〇月二六日にあらためて退院を希望した。この日の「日記」によれば、この患者に対し、小笠原は「警察関係モアルコトニツキ家族ノ迎ヒヲ必要トスベキ旨」を伝えている。小笠原は、この患者が皮膚科特研を退院すれば警察から絶対隔離の対象とされることを恐れていた。おそらく、この患者は外見上、ハンセン病とみなされる身体的特徴が明瞭であったのではないだろうか。「日記」の一九四二年六月一一日の条には、ひとりの女性患者を「外皃悪シキヲ以テ入院セシメルコト、セリ」と記されている。小笠原は、外見で明らかにハンセン病とわかる患者を皮膚科特研に入院させることにより、国立療養所への隔離から守ろうとしている。

あるいは、「日記」の同年三月七日の条では、女性患者の母親が娘を退院させたいと希望した際、小笠原は「シカレドモ警察関係アルガ故ニ諾シガタシ」と答えている。おそらく、入院費を負担できなくなったため、母親は退院を申し出たのであろう。小笠原は退院を認めない代わりに、この患者を「付添人トシテ収容シオク」ことにし、入院費を負担せずに事実上、治療を継続できるように配慮している。皮膚科特研に入院しているかぎり、国立療養所への強制的な隔離からは守られていたのである。

おわりに

小笠原登は癩予防法に医学的な誤りを認めつつ、遵法の立場から法律の範囲内でハンセン病患者の生活と人権を守ろうとした。換言すれば、小笠原の医療もまた、癩予防法の内にあったということになる。小笠原が強く反対したのは、治療をおろそかにして隔離のみを実施する国立療養所の医師たちの姿勢であった。小笠原は、隔離政策そのものに反対したのではなく、ハンセン病の感染力の実態や個々の患者の症状の相違を無視して、すべての患者とその家族の生活と人生を奪う絶対隔離という政策を厳しく批判したのである。本章では、こうした小笠原の医師としての信念に裏付けられた皮膚科特研の医療と患者の処遇について、一九四一〜四二年を中心に論じたが、次章では、さらに戦局が悪化する一九四三年以降について論究していきたい。こうした、史料をひとつひとつ読み解いていく作業こそが、冒頭で述べた最近の予断と偏見に満ちた研究状況を克服していけるものと信じるからである。

◉註

（1）廣川和花『近代日本のハンセン病問題と地域社会』（大阪大学出版会、二〇一一年）、九頁。

（2）廣川は影響を受けた先行研究として、猪飼隆明『「性の隔離」と隔離政策――ハンナリデルと日本の選択』（熊本出版文化会館、二〇〇五年）や遠藤隆久「ハンセン病療養所の将来構想を考える」（『部落解放』五九一号、二〇〇八年一月）をあげ、また、廣川の研究を「日本のハンセン病史研究が革命的な前進をする道を描いた傑作」と絶賛する鈴木晃仁の書評（『週刊読書人』二八九〇号、二〇一一年五月二七日）まで登場するにいたっている。猪飼は法律「癩予防ニ関スル件」を患者救護の法であると実証抜きに主張し、遠藤もまた、ハンセン病療養所を「アジール」と比喩し、患者救済の場であったとこれまた実証抜きに主張している。わたくしは、こうした潮流は研究を逆行させるとともに、ハンセン病患者・回復者の人権回復を求める営みをも愚弄するまさに歴史修正主義そのものであると、憂える。

（3）石畠俊徳「鈴の音」。「鈴の音」は石畠が小笠原登に命じられてハンセン病に関する論文を筆写したメモノートである。ノートの裏に石畠の住所と名前の印が捺されている。一九四一年一一月二一日の「日記」に「石畠嘱託文献蒐集ニ無定見ナルガタメ注意ヲ加フ」と記されているが、この「文献蒐集」した記録が「鈴の音」であると推測される。「鈴の音」については、和泉眞藏氏よりご教示を得た。

（4）石畠前掲「鈴の音」。

（5）光明皇后の伝承については、小林茂文「古代・中世の「癩者」と宗教――差別と救済」（藤野豊編『歴史のなかの「癩者」』（ゆみる出版、一九九六年）、三二〜三七頁を参照。

（6）詳しくは、藤野豊『ハンセン病　反省なき国家』（かもがわ出版、二〇〇八年）、四四〜五二頁を参照。

（7）小笠原登「仏教徒諸氏の救癩運動参加を望む　其一」（真宗大谷派名古屋教務所『名古屋教報』一九三四年四月号）、四頁。

（8）小笠原登「仏教徒諸氏の救癩運動参加を望む　其二」（『名古屋教報』一九三四年七月号）、三頁。

（9）小笠原登「癩患者の断種問題」（『芝蘭』一二号、一九三八年一二月）、八三頁。

（10）小笠原登「癩に関する三つの迷信」（『診断と治療』一八巻一一号、一九三一年一一月）、一四七四〜一四七八頁。

（11）玉光順正他編『小笠原登――ハンセン病強制隔離に抗した生涯』（真宗大谷派宗務所出版部、二〇〇三年）、八七頁。

小笠原は井上に「家族のこともあるし、どうしても地域や、社会の環境の中で生活ができないということなら、療養所に入ったらいい。あるいはここに入院したらいい」「私の考えとしては、あえて療養所へは入らなくていい」「ただし、そういうことは法の下では許されていないので、警察や衛生課などが直接関わってくると難しいことになるから、そういう点は気をつけてほしい」と語ったという（同書、八七～八八頁）。

(12) 小笠原登「癩病絶滅の運動に就いて」（『治療学雑誌』四巻五号、一九三四年五月）、一一九～一二〇頁。

(13) 小笠原登「私は癩をかくの如く見る――極悪不治の疾患にあらず」（京都大学新聞社『学園新聞』七三号、一九四八年三月二二日）。

(14) 大原社会問題研究所編『太平洋戦争下の労働者状態』（東洋経済新報社、一九六四年）、六八頁。

(15) 長島愛生園医官早田皓は、第一章でも紹介した一九四一年八月三日付の小笠原登宛て書簡のなかで、「今日国家は全患者を無料にて国立に収容して根絶計画を具現すべく努力する様に相成り候」と述べ、小笠原の治療は患者の経済的負担が重いということを暗に批判していた。

(16) 夜間の看護師として皮膚科特研に勤務した女性は「小笠原先生の診察時間の長い事は皆よく知っておりますし、初診者は特に長時間を要します。それは四肢の先端まで全身の皮フをなでたり、さすったりして、知覚神経の分布が健在であるかを充分に調べられます。触診です。そしてその長い時間中に患者の緊張しきっている気持ちを和らげ、ほぐす様にいろいろ話しかけられます」と語っている（玉光順正他編前掲書、七二頁）。

(17) 小笠原登「療養の心得　皮膚科特別研究室版」（一九四一年一〇月。『近現代日本ハンセン病問題資料集成　戦前編』七巻、不二出版、二〇〇二年）、二一〇～二一二頁。

(18) 小笠原前掲「私は癩をかくの如く見る――極悪不治の疾患にあらず」。

(19) 詳しくは、藤野豊『「いのち」の近代史』（かもがわ出版、二〇〇一年）、二〇八～二三一頁を参照。

(20) 柴田暁星「直訴」（桜井方策編『救癩の父　光田健輔の思い出』（ルガール社、一九七四年）、二六三～二六四頁。

(21) 水上修「路上診断」（同上書）、二六六頁。

(22) 「日記」の一九四一年一〇月五日の条に、ある患者が「島へ送ラル、コト、ナレリ」と記されているが、一〇月九日の条には、この患者について「収容ニ決ス。療養所入所ノ件ヲ知ラズト云フ」と記されている。小笠原は、「島へ送ラル、コト」という表現を「療養所入所」の意味で使用している。

(23) M_3の名前は一九四三年になってからも「日記」にしばしば登場する。四月九日に「M_3今朝逃亡セリ。明日荷物ヲ受取リニ来ルベシト云ヒ残セリト云フ」という記述がある。そして、四月一二日には「M_3某会社ニ勤務シタルトテ在院証明書交付ヲ乞フ」が小笠原はこれを拒絶すると、M_3はまた逃亡したため、警察に報告した。さらに、以後も、四月一四日には「午前川端署衛生課片山巡査M_3保証人殖田某ト事務室ニテ会見」し、「逃亡届」を提出した、四月一五日には「朝ハM_3逃走ノ件ヲ府庁及ビ川端警察署へ届出ヅ」、四月一六日には「本日川端署ヨリ電話アリM_3患者ニツキ与ヘタル証明書ヲ以テシテハ配給米等ノ手続ハ不可能ナルベシ。証明書ヲ書キ直サズバ又患者ヲ送還シテ警察ハ手ヲ引クコト、スルゾト申シ来タレリト云フ」、四月二一日には「府庁衛生課ヨリM_3逃亡ニツキ詳細報告ノ要求アリ。戸田雇ニ交付シテ返事作製ヲ命ゼリ」、五月二四日には「池水府衛生課員ヨリM_3ノ所在ハ明カトナリタルタメ人相書ヲ要セズト申シ来レリ」と、「日記」には克明にM_3の動向が記録されている。

第二章 戦局悪化のなかの皮膚科特研

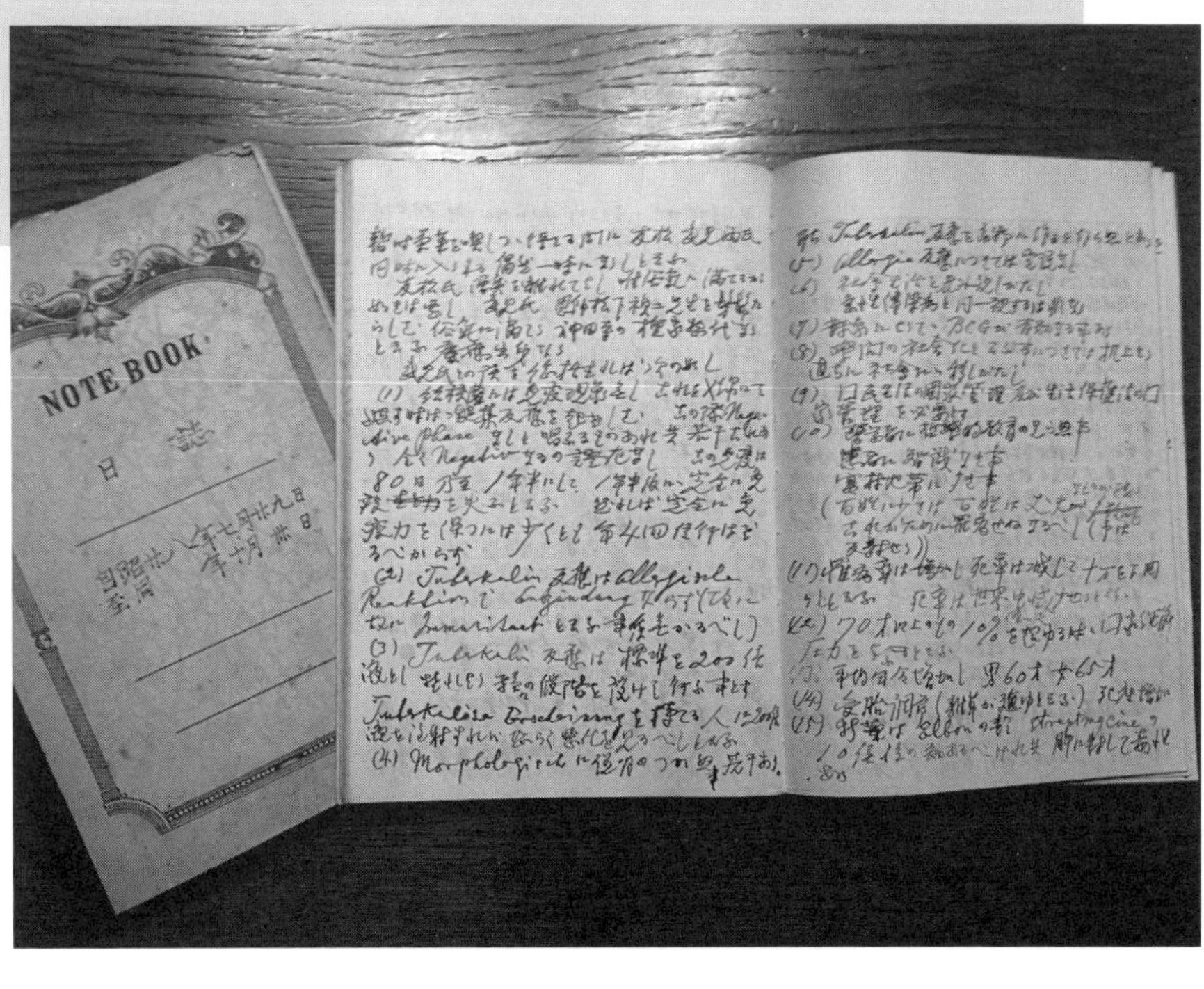

小笠原登「日記」

はじめに

第二章では、小笠原登の医療実践が絶対隔離という国策とどのように対立し、しかし、また、国法を遵守するという立場から、絶対隔離政策とどのように共存し得たかということを解明したが、本章の課題もこれと同様である。第二章では対象時期を一九四一～四二年としたが、本章は第二章を継承し、対象時期を戦局が悪化した一九四三～四四年とする。戦局が悪化するなかでもハンセン病患者への絶対隔離政策は一貫して続けられた。そうしたなか、小笠原が、いかに国家からの弾圧を受けないように考慮し、そのうえでハンセン病患者の生活と人権を守るために苦闘したか。その事実を明らかにする。

第一節――悪化する戦局と皮膚科特研

第二章で紹介した光明皇后鑽仰会は一九四三年以降も継続している。「日記」にも、「午後7時ヨリ臨済学院ヨリ紙芝居ノタメ松尾小西両青年来ル。開会ニ先立チ訓話ヲス。光明皇后ノ御事績、薫習法ノコト」（一九四三年一一月六日）、「光明皇后御命日ニツキ高柳得宝君午後八時ヨリ来講。感激多キ法話ヲ病室ニテナス」（一九四四年四月六日）、「午後一時ヨリ光明皇后鑽仰会。高柳得宝君来演」（一九四四年九月六日）という記事が見出される。

さらに紀元節、天長節、明治節、海軍記念日などの祝日にも京都帝国大学医学部附属医院皮膚科特別研究室（皮膚科特研）では祝賀会開催を維持している。たとえば、一九四三年二月一一日には、午前中に皮膚科特研の職員で紀元節祝賀会を実施し、さらに「夕食ヲ以テ患者等会食ヲ行ヒ祝賀セリ」と「日記」に記している。続いて同年四月二九日の天長節では、午前一一時から職員による拝賀式を開き、午後三時から祝賀会食を催している。この祝賀会食に患者も参加したかどうかは「日記」には記されていないが、小笠原登は、この祝賀会食に「カレー缶詰ヲ提供」している。また、五月二七日の海軍記念日には「入院診察ハ海軍記念日祝賀会ヲ午後4時ヨリ患者一同催ストノコトニテ廃止ス。職員全部ニ夕食ヲ供ス」「午後4時ヨリ患者海軍記念日祝賀演芸会並ビニ会食ヲナセリ」と「日記」に記されているように、患者参加の祝賀会のため、通常の入院患者の診察を中止していたことがわかる。なお、この年の六月五日には戦死した連合艦隊司令長官山本五十六の国葬が実施されているが、皮膚科特研でも遥拝式をおこなっている。同日の「日記」によれば、式は午前一〇時四〇分から始まり、宮城遥拝に続けて小笠原が談話をなし、その後、一〇時五〇分、東京の葬儀に合わせて山本への遥拝をおこない、最後に「海ゆかば」を合唱して閉会した。

このように、皮膚科特研では戦局が悪化する時期においても、国家的祝葬祭を忠実に実施していたのである。また、「日記」を読むと、皮膚科特研は医師会隣組の単位とされ、小笠原は医学部より隣組長に命じられ（一九四三年六月四日）、防空演習の際、あるいは実際に空襲警報が発令された際には、皮膚科特研の責任者として対応していたことがわかる。以下、それを**表3－1**に示した。

小笠原は町内においても、院内においても、防空演習に積極的に参加していた。さらに、一九四四年の後半にいたると演習ではなく、空襲警報が発令される緊迫した状況のなかで、小笠原は診療を続けていたことがわかる。では、そうしたなかで、皮膚科特研ではどのような治療がなされていたのであろうか。

第二章において、皮膚科特研では患者の食事管理が厳しくなされていたことを指摘した。小笠原は、一九四二年頃からハンセン病は大食者がかかる疾患であるという認識の下、患者への食量調節＝減食療法を厳格に

表 3-1 |「日記」に記された皮膚科特研における防空対策

年月日	記述内容
1943. 2.18	午後松本先生ヨリ電話ニテ皮膚科図書室へ参集スベシトノコトニテ直グニ赴ク　明後20日午前2時訓練警戒管制ノ発令アル筈ナルニツキ警報出デタル時ハ出動スベシ　又コレヲ絶対ニ秘密ニ保ツベシトノコトナリキ
1943. 2.20	午前2時警戒管制発令ニテ登院　午前5時迄異変ナシ　午前5時ニ至ルヤ空襲警報発令　耳鼻科整形外科ニ被弾　薬局（東院）ニ焼夷弾落下ノ想定ニテ演習アリ　午前7時解除
1943. 2.21	防空演習出勤者5名ノ慰労会ヲ行フ
1943. 4. 4	午前9時33分警戒管制発令ノ旨電話ニテ通知アリ　研究室ニ留リテ施設ヲ監督ス
1943. 4.18	午前10時来院　注射薬ノ整理ニ着手スルヤ訓練空襲警報ノ発令アリ　諸般ノ準備ヲナシ即チ搬水練習ヲ患者ニ就キテ行フ（第一部地上　第二部屋上）
1943. 7. 7	午後3時ヨリ防空演習　治療ノ練習アリシガ重症ノ患者ノタメ出席シ得ズ　石畠嘱託代理出席ス
1943. 7.10	午後3時防空演習来院
1943. 7.15	午後3時防空救護演習ヲ皮膚科玄関前ニテ見ル　必要事項　（ア）止血　（イ）繃帯　（ウ）副木　（エ）強心　ソノ他ノ場合ニ応ジテ善処スルコト　先重後軽　除去障碍　傷者運搬等
1943. 7.18	今朝町内防空演習アリ　昨夜就寝遅カランタメニ知ラザリキ
1943. 7.23	午前9時過ギ来院　本朝防空演習（町内）ニ出席
1943. 7.24	隣組防空演習ノタメ内ニアリシ水槽ニ水ヲ充ス等ノ作業シテ出勤　遅刻ス
1943. 8. 9	明日早朝軍事訓練ノタメ石畠事務員研究室ニテ宿泊セリ
1943. 9. 2	真柄雇ノ提示ニヨリ次ノ初項ヲ実行セントス　1、防空腕章交付ヲ乞フノ件　1、防空退避練習ノ件　1、防空退避所々在及ビ退避中ナルヲ明示ノ件
1943.11.11	明日午前8時ヨリ軍官民一斉ニ防空演習アリトノコトニテ患者ニ練習ヲ申渡ス
1943.11.12	本日ハ近府県ニ防空演習アリテ午前八時ヨリ通行或ハ障碍ヲ受クベシトテ八時迄ニ出勤セリ
1944. 7. 4	午後真柄雇来院　防空演習ヲ行フ
1944. 8.20	帰院後空襲警報アリ　米機六十機北九州ヲ襲ヘリト云フ
1944.11. 5	午前十時五分警戒警報発令　中部関東地区ニハ空襲警報発令アリトノラヂオヲ聞イテ来院
1944.11. 7	八時三十分訓練空襲警報発令ノタメ十一時頃来院
1944.12.18	防空演習八時半ヨリ十時五十分マデトノコトニテ午前八時来院　演習ナシ　午後二時ヨリ八時マデトノ放送アリ　然ルニ外来診察中警戒警報次イデ空襲警報発令アリ　敵機上空ヲ通過セリト云フ　午後三時頃警戒解除
1944.12.22	午前十一時来院　直チニ診察ヲ開始ス　然ルニ空襲警報発令アリ　一時診察ヲ中止シタレドモコレヲ継続スルコトニセリ

実施していたのである。以下、小笠原が皮膚科特研で患者に強く求めた減食療法の実態について述べておこう。

小笠原は、この療法には「疾病の現状に即応して病害を後解せんとする事」と「体質の変換を促して病気生成の好条件を解消することによりて疾病を抜除せんとする事」の二つの効果があり、「この意味に於て私は癩の治療上に食餌問題を重視してゐる」と述べ、そのうえで、「大食が遅鈍・倦怠・嗜眠・疲れ易き事を惹き起す事は周知の難からぬ」と、大食を戒めている。[1] では、なぜ過食、大食が種々の疾病の原因となるのか。小笠原は「過食は身体内に於て十分な分解を受けぬがために、毒物を生じてこれが体中を循環する。而してこれが皮膚に分泌せられる時は皮膚科的疾患の本となり、内臓内に分泌せらるれば諸種の内科的疾患の基をなし、眼に分泌せられるならば結膜炎、角膜炎が起り、子宮や膣に分泌されるならば白帯下を来して諸種の疾患の基となるのである」と説明する。[2]

さらに小笠原は減食療法について、一九四三年九月三〇日、栗生楽泉園で開かれた第一八回日本癩学会総会で研究発表している。一〇月八日の「日記」には、このときの「演題ハ減食問題ヲ論ズ」と記されているが、実際の演題は「癩患者に於ける脚気に就いて」であった。ハンセン病は脚気に罹りやすい体質者に多く発症するというのが、小笠原の持論の一つであったが、ここで小笠原は皮膚科特研における減食療法について具体的に述べている。冒頭、小笠原は一九四二年五月以降、入院患者二二名に対し、「脚気は自家中毒性疾患であると云ふ想定の下に、脚気症状の発現を目標として米飯の供給量を増減した」と述べ、患者の朝食に一〇〇g、昼食・夕食にそれぞれ二〇〇gの米飯を増加したところ、「洩れ無く脚気の症状を喚起し、或ひは増悪を来さしめた」という実験例を報告した。そして、「現代の医学は赫々たる細菌学的業績に眩惑せられてゐるかに考へられる。我等臨床医家には臨床医家として特殊な点を有してゐる。勿論、細菌学的見地と不一ではあるが又不異である。故に我等臨床医家は一面細菌学的所見を顧みると共に又臨床的見地に立ちて観察を進めなければならぬ」と、感染症について細菌のみを原因とする考え方を批判し、そのうえでハンセン病について次のように論を進めた。

> 癩に於ても亦、癩菌の特殊性が確定し得られぬ限り、我等臨床医家は、抗酸菌の遍在する環境の中にありての発病の第一要因を自家中毒に帰する事の可否を検討するを必要とする。事実に於て、癩患者は、自家中毒の最大原因の1たる過食の弊を有してゐるのである。……（中略）……自家中毒の現象は、癩生成の上に大なる役目を営んでゐる事が想像せられ同時に又自家中毒が体質学的研究上に光を与ふべき事が考へ得られる。(3)

この小笠原の研究発表は、ハンセン病発症の要因が体質にあるというこれまでの主張を強調したものであり、当然、らい菌による感染力を絶対視する国立療養所の医師ら絶対隔離政策の推進者から猛烈な反論を受ける内容であった。しかし、九月三〇日当日の「日記」には「反響ナキコトヲ惜ム」と記されている。小笠原の主張は黙殺された(4)。しかし、小笠原は以後も減食療法を継続していく。

「日記」には、「夜ニ入リテ脚気診察ヲナス。S_5心臓ノ変化ヤ、強シ。減食ニ決ス。……（中略）……検査後数名ノ患者ニ過食ノ弊害ヲ説ク」（一九四三年一一月一五日）、「H_2（患者）薬服用困難ヲ訴ヘ来ル。減食ト運動トヲス、ム」（一九四三年一二月一九日）、「午後七時ヨリ患者常会。上茶谷、戸田出席。午後十一時散会。長時ニ亘リ減食説ヲ説ク」（一九四四年九月八日）、「午後外来診察三人。皆投薬セズ。減食療法ヲ教ユ」（一九四四年九月一四日）など、小笠原が減食療法を患者に力説し、実行していく姿が記されている。

さらに、一九四三年八月八日の患者常会で小笠原は「過食ヲ戒ムルノ件」を取り上げ、こうした「治療方針ニ絶対ニ服従スルノ覚悟」を患者に問うたところ、O_3ら二名の患者が服従の意思を表明しなかったので、小笠原はO_3ら二名に「退院ヲ宣告」した事実が同日の「日記」に記載されている。そして、小笠原は翌九日、O_3に対して「退院診察」を実施している。減食療法への絶対服従を誓わない患者は即刻、退院させるという小笠原の強い意思が感じられる。

ところが、O_3の名は一〇月二一日の「日記」にも登場しているのである。すなわち、この日、「O_3母ト共ニ来リ退院ヲ乞フ」たのである。O_3は八月九日に退院させられてはいなかったことになる。そして、この日、自分から退院を願い出たのである。そして、一〇月二八日、小笠原はO_3を診察し「退院許可」をした。

このほか、同年一二月一七日の「日記」にも「O_4ニギリメシヲ食シ又喫煙スル故ニ退院ヲ命ジタルニ詫ビタルヲ以テ赦スコト、ス」と記されている。また、一九四四年三月の「日記」には、N_2という患者をめぐり「N_2ノ父ニ退院引取リヲ命ズ。入院治療ヲ乞ヒテ止マズ。予不敏ニシテ治療ニ耐エズト雖モ将来治療法ニ絶対服従シテ後悔ナケレバ入院持続ヲユルスト宣ス」（一九四四年三月一三日）、「N_2不良青年ニシテ治療法院規等ヲ無視ス。遂ニ意ヲ決シテ退院ヲセシメントシタリ」（一九四四年三月一八日）、「N_2ノ妻来リテ這般ノ過チヲ詫ビテ入院継続ヲ乞ヘリ。本人モ亦罪ヲ謝ス。即チユルス」（一九四四年三月二七日）という記述が続いている。これらの記述から推測すると、減食療法や院の規則を無視するN_2に小笠原は退院を命じたが、父や妻から入院継続を哀願され、本人も謝罪したので、小笠原は許して入院継続を認めたと考えられる。

このように、一九四三年以降も、小笠原は、減食療法に従わない患者には強制退院を求めるなど厳しく臨むものの、患者が謝罪すれば許し、患者の意思を無視して退院を強制することには慎重であった。皮膚科特研を退院すれば、国立療養所に隔離されるおそれがある。小笠原はN_2の父の哀願を受け「不敏」と記しているが、これはそうしたおそれがあるゆえの言葉ではないか。絶対隔離政策には反対であった小笠原は、国立療養所への隔離を防ぐために、このような寛大な対応をとったと考えられる。

第二節――戦時下の国立療養所と皮膚科特研

「日記」の一九四三年一月一五日の条には、朝日新聞記者の取材を受け、「癩患者隔離ニツキ意見」を求められた際、小笠原登は「細菌性ノ病気ナレバ隔離又ヨシ」と答えたうえで、さらに言葉を継いで「シカレドモ菌ノ発見困難ナルモノヲ家計ヲ脅カシテマデ隔離スル要ナシ」と語っている。この発言に基づけば、小笠原は、らい菌が確認できる患者については隔離も認めていたことになる。すでに述べたように、小笠原は、ハンセン病患者の隔離そのものに反対していたのではない。すべての患者を生涯にわたり、強制的に隔離する絶対隔離に反対していたのである。国立療養所は、患者の外出や一時帰郷を原則として認めず、強制労働や強制断種・堕胎、さらには脱走未遂者や規則違反者には監禁を含む恣意的な処罰がなされていた。皮膚科特研は入院患者の外出や一時帰郷も許可し、もちろん強制労働や強制断種・堕胎、監禁などもおこなっていない。しかし、皮膚科特研は京都帝国大学医学部附属医院とは明確に建物を区別された場所に存在し、ここにハンセン病患者は集められていた。すなわち、皮膚科特研は院内隔離の場であり、皮膚科特研は警察や行政当局とも連絡を取りながら、ハンセン病患者への緩やかな隔離をおこなっていたのである。したがって、この点において、皮膚科特研は、国立療養所を補い得る機関でもあった。

一九四三年三月五日の「日記」には「府庁ヨリノ患者M4某外数名ヲ診察」と記されている。京都府庁から皮膚科特研にハンセン病患者が送られてきている。そして、翌三月一六日の「日記」に「H3退院届2通ヲ認メK3ノ診断届ト共ニ府庁ヘ出ス」と記されているように、小笠原は患者の退院や診断結果について府当局に届け出ている。この点において、小笠原は癩予防法を遵守していた。

一九四三年六月二一日の「日記」には、「兵庫県地方事務官光森昇ヨリ電話。7月1日姫路ニテ講演ヲ依頼シ来レリ。諾ス」という記述がある。七月一日の「日記」には、「兵庫県警察部ノ依頼ニヨリテ姫路郊外亀山本徳寺ニ赴ク」と記されているので、この講演は兵庫県警察部からの依頼であったことがわかる。演題は六月二一日の「日記」には「兵庫県主催講演会ノ原稿（私の衛生法）ヲ作製」と書かれているので、講演内容は直接、ハンセン病に関するものではなかったようではあるが、ハンセン病患者の絶対隔離政策を実行している兵庫県警察部が主催する講演会に小笠原が講師として招かれている事実は、皮膚科特研の存在が国策に反するものとは主催者側に認識されていなかったことを意味している。しかも、七月二日、講演は好評だったことが県側から小笠原に伝えられていた。

また、一九四三年二月九日、医学部の学生が「愛生園見学」を希望し、小笠原に同道を求めてきた際、小笠原は「癩ニ対スル所見異ル」ことを理由に同道は断るものの、「紹介状差支ヘナシ」と答え、また、七月五日、別の学生から国立療養所への紹介状を求められた際にも、一九日に紹介状を三通認めている。さらに七月二三日に小笠原は大島青松園長野島泰治から皮膚科特研への患者入院についての問い合わせを受け、翌日、小笠原は野島に「合室ノミノコト」「超満員ニテ不便ナルコト」「附添許可」「食料ハ研究室ヨリ給ス」と回答している。すなわち、小笠原は、病室は超満員なため相部屋になるが、それでよければ入院を受け入れると野島に伝えているのである。野島は、一九四一年一一月の第一五回日本癩学会総会で小笠原を激しく攻撃したひとりであるが、今回は、小笠原に患者入院を頼み、小笠原もこれを受容している。絶対隔離政策を推進する野島にとっても、患者の隔離先として皮膚科特研を否定していないのである。

このほか、「日記」には「武田某ナルモノト会見。右ノ弟愛生園ニ在リニシヲ引キ取リ治療シ呉レヨト乞へリ。一応拒否シオケリ」(一九四三年一二月二日)、「療養所ヲ脱出ノ患者ニ決意ヲ問ヒテ収容セントシタリシガ患者決セズシテ遂ニ去ル。三重県失明者」(一九四四年三月七日)、「二十四日光明園ニ居タリシ患者ヲ断ラントシタレドモ入院ヲ請ヒテキカズ。相談シオクベシトテ帰ラシム」(一九四四年三月二七日)などの記事が散見される。皮膚科特研は、国立療養所を脱走した患者、あるいは退園を希望する患者の新たな収容場所にもなっていたのである。それだけではない。一九四四年一一月四日の「日記」には皮膚科特研の看護師である戸田八重子が「見学ノタメ今夜岡山光明園ニ向フ」という記述があり、このとき、小笠原は紹介状四通を与えている。皮膚科特研と国立療養所との間には職員の交流もあったのである。

さらに、一九四四年一〇月一日の「日記」には「本日前十一時愛生園事務官斎藤伊佐美来訪ノ通知アリ。理髪ノタメ遅来。只奈良県患者ノコトニツキテ質問シテ帰リタル後ナリキ。昼食ヲ供セントシテ府庁ニ電話セントシタルガ大阪ニ去リタルト聞イテコレヲ止ム」という記述がある。小笠原は訪れた愛生園の事務官に昼食を振舞おうとしている。そして、この日の「日記」には、続けて「午後三時清滝ニテ大阪府癩係大浜文子及ビソノ女《むすめ》、療道山県、梶原及ビ厚生団八木ヲ招ヒテ清宴ヲモヨオス」という記述もある(『療道』は小笠原が寄稿していた雑誌)。大浜文子は、戦前、戦後を通じて大阪府で無癩県運動を進め、ハンセン病患者の隔離収容に深くかかわった府職員である。小笠原とは立場を大きく異にする人物であるが、小笠原はわざわざ大浜とその娘を招いて宴を設けている。すでに、「日記」の同年八月二四日の条に「十月一日近府県ノ癩係ヲ招クコトヽス」という記載があるので、清滝での宴は一カ月以上前から計画されていたものである。「日記」には、このほか、「大浜文子ノ書面ヲ以テ患者一名来院」(一九四四年九月一日)、「大浜文子ヨリ一名患者ヲ送リ来ル」(一九四四年一一月一〇日)という記述もあり、大阪府の患者も大浜により皮膚科特研に送られていたことがわかる。

表 3-2 ｜「日記」に記された陸軍関係の記事

年月日	記述内容
1944. 2.25	朝患者用ニテ山崎太郎軍医中尉来訪　入院ヲ諾ス
1944. 3.20	陸軍病院ヨリ軍医患者ヲ伴ヒ来院　一名診察入院セシム
1943. 3.27	山嵜軍医中尉 N_3 患者官費ノ件ニツキテ来訪　関係ヲ研究ス
1944. 4.26	N_3 ニツキ山嵜軍医ヨリ大谷青年ヲ介シテ質問アリ　陸軍ヨリ入院継続希望ノ書類アラバ可ト答フ
1944. 5.16	山崎二等軍医来訪　正午マデ面談ス
1944. 6. 7	山嵜軍医来レリ　面会ス
1944. 6.21	夕刻山嵜軍医明日一名患者ヲ送リ来ル旨ヲ報告ニ来ル
1944. 6.22	朝山嵜軍医ヨリ患者送院明日ニ延期ノ報アリ
1944. 6.23	山嵜軍医患者ヲ送リ来ル
1944. 6.24	陸軍ヨリノ患者ヲ診察
1944. 6.28	講義中山嵜軍医来訪アリ
1944. 7.19	今朝山嵜軍医来訪　明日一名外来患者ヲオクリ二、三日後更ニ一名ヲ送ルト告ゲ帰ル
1944. 7.20	陸軍病院ヨリノ患者一名ヲ送リ来ル　見習軍医等三名ヲ和室ニ招キテ会談後診察……（中略）……陸軍病院ヨリノ患者 M_5 一名病舎収容ノ形式的検菌ノ結果無菌ニテ帰宅セシム
1944. 8.15	午後二時過ギ陸軍病院ヨリ山嵜軍医 I_3 患者ヲ護送シ来ル
1944. 8.16	午前十時来院　I_3 入院
1944.10. 7	朝山嵜二等軍医患者 I_3 ノ所用ニテ来訪

もちろん、「岡山県当局ハ我ガ研究室ヲ罵詈セリ」という情報が「日記」の一九四三年七月二九日の条に記されているので、行政当局すべてと円滑な関係にあったわけではないが、皮膚科特研は、院内隔離という形態をとることにより国立療養所の機能を補う役割も演じ、そのかぎりでは行政側もその存在を許容していたのである。

この点に関して、第二章でも触れた陸軍と皮膚科特研の関係について付言しておく。一九四四年の「日記」には陸軍に関する記述が数多く見られる。**表3－2**は、そのうちの主な記事を紹介したものであるが、陸軍病院から皮膚科特研にハンセン病患者が送り込まれていたことがわかる。

以上のように、皮膚科特研は、絶対隔離政策に強く抵抗しながらも、院内隔離の形式をとることにより、癩予防法の枠内に止まり、それゆえ、行政はもちろん、陸軍からも患者を受け入れていたのである。

第三節――無癩県運動と皮膚科特研

すべてのハンセン病患者を隔離収容する無癩県運動は、戦時下においても継続されていた。あらためて確認すると、「無癩県」とは文字通り、ハンセン病患者がいない県、すなわち、すべての患者を隔離して、放浪患者や在宅患者がひとりもいなくなった県を意味する。「無癩県」を実現するため、患者を摘発して療養所に送り込もうとする官民一体となった運動が無癩県運動である。

たとえば、福岡県では、一九四〇年一二月九日、県警察部長が県下各警察署長に対し訓令「自宅療養癩患者収容に関する件」を発し、「上皇室の深き御仁慈を伝達し可成自発的に療養所入所を督励し若し之に肯ぜざる者に対し強制入所せしむること」を命じていた。そして、一九四一年八月三〇日、福岡県知事本間精は厚生省予防局長と癩予防協会理事長に提出した「無癩《(ママ)》運動に関する件」のなかで、八月二一日に県下一斉の患者収容をおこない、三一名の患者を隔離収容したが、そのうち一三名の患者は「無承諾収容」＝強制隔離であったと報告している。まさに、無癩県運動は警察力を行使し、強制も辞さない姿勢で患者を国立療養所に隔離していった。小笠原登への攻撃の先鋒を務め、八月二一日の福岡県の患者隔離にもかかわった長島愛生園医官早田晧は、この福岡県の実績について「強制収容は周到なる準備の許に実施すれば敢て患者を失望

せしめず、自殺等の犠牲者は殆んど皆無たらしめ得る」と豪語していた。(5)
このように、無癩県運動は戦局が悪化する時期にいたっても執拗に続けられていた。小笠原にとり無癩県運動は肯定できないものである。一九四三年一〇月一四日の「日記」に「H_3県ヨリ療養所入ヲ命ゼラレタルトテ来院。入院ヲ以テ療養所入ヲ避クル最良法ナリト聞カセタレドモ応ゼズ帰郷ス」と記されているように、小笠原は、皮膚科特研に患者を入院させることで、患者を国立療養所への強制隔離から守る「最良法」と考えていた。「日記」には、癩予防法に違反することなく、その「最良法」を実行しようとする小笠原の苦悩が記されている。

小笠原は、患者の診察届、退院届、死亡届などを各自治体に提出し、癩予防法を遵守する姿勢を維持している。それにより、皮膚科特研を国立療養所に準じる施設として行政側の合意を得るためである。行政側の合意を得られれば、患者を皮膚科特研に入院させたり、あるいは小笠原の指示のもとに自宅療養させることにより、国立療養所への強制隔離から守ることが可能になる。「T_1ノ診断届ヲ府庁ニ送ル」(一九四三年二月一七日)、「O_2患者県癩届出ヲ諾ス」(一九四三年三月四日)、「竹川嘱託府庁ニ赴クベシト告グ。届書2通提出 1 M_3死亡届 2 I_4診断届」(一九四三年一一月一九日)など、この時期にも小笠原が患者の動向を行政側に丹念に報告していたことが「日記」に記されている。そうであるから、「府庁ヨリノ患者M_4某外数名ヲ診察」(一九四三年三月一五日)とあるように、行政側からも皮膚科特研に患者を送致し、診察を求めてきているのである。

さらに、「日記」には患者の処遇をめぐる奈良県との交渉過程が記録されている。一九四三年三月一六日、小笠原は帰省を申し出ていた奈良県出身のH_3の退院届を京都府庁に提出したが、五月二日、奈良県の担当者が皮膚科特研を訪れ、H_3の帰省に関して質問している。(6)これに対して、小笠原は「已ニ全治状態ニアル」と答えているが、このとき、県担当者はほかの患者二名についても帰省の理由を問い質し、小笠原は、ひとりについては「前回ノ帰省ハ山林ノ問題。今回ハ叔父危篤ノタメナル」、もうひとりについても「実母急病ノタメ」と説明している。このことから退院した患者は県当局の監視下に置かれていたことがうかがえる。

そして、五月一五日、小笠原が「全治状態」と答えたにもかかわらず、奈良県当局はH_3に強制隔離を迫っていたことがわかる。同日の「日記」には「H_3療養所入ヲ強請セラレタリトテ親族者ヲ伴ヒテ来院。県衛生課ヘ届ケ出デアルヲ以テソノ方ヘ自宅療養許可ヲ請願スベシト命ジタリ」と記されている。小笠原は、県には「全治状態」と報告してあるから自宅で療養したいと県に請願せよとH_3に指示したのである。しかし、自宅療養は県には認められなかった。一二月九日、「H_3県ヨリノ督促ニテ入院ヲ希望シ来レリ」と「日記」に記されている。すなわち、このままでは療養所に強制隔離されるので、H_3は皮膚科特研に再入院を求めて来たのである。これに対し、小笠原は「断リタレドモ人的資源払底ノ折ナレバ電報ニテ招喚」した。すなわち、小笠原は皮膚科特研の病室が満員のため、H_3を患者としてではなく職員として受け入れたと推測できる[7]。

このように、患者は皮膚科特研にいるかぎり、国立療養所への強制隔離からは守られているが、いったん退院すると、無癩県運動の下で強制隔離の危険にさらされている。「日記」には、そうした危険にさらされた患者の情報が数多く記されている。一九四三年三月一六日、兵庫県出身の入院患者M_3の父が小笠原を訪れ、「兵庫県ノ患者捜索検診ニツキテ相談」した際、小笠原は「憂ナシ」と答えたため、四月二〇日、姉が「母ノ急病」を理由にM_3を迎えに来た。しかし、このとき、小笠原は前言を翻して「兵庫県下駆癩ニ活動中ナル旨ヲ告ゲ」、帰郷を中止させている。この時点で、小笠原は、一時帰省させるとM_3が強制隔離されるのではと危機感をいだくにいたっていた。なぜならば、四月一二日に「D_1帰省中巡査ニ強要セラレテ長嶋《ママ》愛生園ニ入レリ」という情報を得、さらに四月一六日には「岐阜県下目下癩ノ検診隔離事業活発」のため、二名の患者が「療養所入リヲ必須トナス」と小笠原の診察を求めて来ているからである。このときは、この二名の患者は小笠原から「全治」という診断書を得て、強制隔離から逃れようと考えていたのであろう。自宅療養患者への強制隔離が強化されてきたということを実感した小笠原は、急遽、M_3の帰省を中止させたのである。

その後も、「O_3患者府庁職員ヨリノ督促ヲウケタルトテ父ト共ニ来院。入院ヲ乞ヘリ」（一九四三年六月一日）、「M_5ナル入院患者退院後療養所ニ入リタルガ如シト云フ」（一九四三年六月一四日）、「O_5療養所入ヲ強請セラレ相談ニ来レリ」（一九四三年一〇月二七日）など、行政当局から強制隔離を迫られた患者の情報が「日記」に綴られていく。小笠原はO_3の入院を認め（一九四三年六月三日）、O_5を「附添トシテ入院」させている（一九四三年一〇月三〇日）。

患者の退院や一時帰省を認めたり、通院させることは、同時にまた患者を国立療養所への強制隔離の危険に曝すことでもあった。小笠原は慎重に判断し個々の事例に対応していた。しかし、小笠原のこうした配慮は、無癩県運動のもとでは、帰省先の住民には理解されなかった。一九四三年七月二九日、小笠原は患者のH_4から村内で自分の「一家ヲ迫害スルコトアリ」と聞いているし、同年一一月二〇日、皮膚科特研を訪れた奈良県の職員から「患者ノ近隣ノモノガ騒グニツキ無理ニ帰郷セシメザルコト」と通告されている。故郷における患者やその家族への排除は、患者の帰省を困難にしていた。まさに、無癩県運動により形成された世論が、こうした結果を招いていたのである。

また、その一方では、六月二七日、母の病気を理由に退院を希望したM_6が「費用尽キタルタメニ療養所ニ入ル」と小笠原に告げたが、翌日、小笠原はこれを認め退院診察をおこなっている事実にも目を留めなければならない。経済的理由から皮膚科特研での治療を断念し、強制隔離に応じざるを得なくなる患者もいたのである。このときは、官費患者として受け入れたり、付き添いの名目で入院させることができなかったのであろう。

以上、述べたように、小笠原は強制隔離されそうな患者については皮膚科特研に入院させ、ゆるやかな院内隔離を施すことをもって癩予防法という国法に違反していない事実をつくり、無癩県運動から患者を守ることに最大限の努力を払った。この小笠原の実践の意義は、同時期、皮膚科特研同様、ハンセン病患者の通院治療を続けていた大阪帝国大学医学部大阪皮膚病研究所（以下、大阪皮膚病研究所と略す）の患者への対応と対比させることでより鮮明になる。

同研究所の桜井方策と西村真二は、一九四三年一月末、同研究所におけるハンセン病患者への対応をまとめている。以下、その内容を検討する。まず、桜井らは、ハンセン病の感染力は「結核に比し比較にならぬほど弱い」ことを認めている。この点においては、桜井らの認識は小笠原と共通する。しかし、そうでありながら、桜井らは、患者は「他者に感染させる危険を蔵してゐる」とみなし、とくに同居する家族への感染の危険を重視し、「癩問題解決の根本策」は「一にも隔離、二にも隔離」と主張している。したがって、大阪皮膚病研究所では、「感染源となりつゝありそうな患者には極力、療養所へ入るべきことを奨め」、とくに「結節癩で旺盛期のものには口を極めて、先づ患者それ自身の療養のため、はたまた社会一般のため断然、療養所へ行くべきことを教へ奨め」、その結果「入所してゐる患者はまた決して少くない」と述べ、「菌排出の多いものには有らゆる言葉をもつて入所を奨め、最後の手段としては通院を遠慮してほしいと強硬な態度に出たことすらある」と述懐している。[8] まさに、大阪皮膚病研究所は、通院する患者を国立療養所への隔離へと導く場であった。[9] 桜井は終始一貫した絶対隔離論者である。[10] 無癩県運動を推進した長島愛生園長光田健輔も、大阪府における無癩県運動について、「大阪府当局及大学当局が真面目に此等雑多の階級の癩者に対し洵々として倦まず、正しき療養道を説き聞かせ善所せしめつゝあるは独り大阪府浄化の為めのみならず、日本浄化の為に努力を傾倒しあるものと称すべきである」と、同研究所の無癩県運動への貢献を讃えている[11]。

小笠原は、皮膚科特研で法に違反しないよう院内隔離を実施することで患者を無癩県運動から守ろうとしたが、桜井は大阪皮膚病研究所で患者に国立療養所への隔離に応じるよう種々の圧力を加え、無癩県運動の重要な一環を担った。同時期、ハンセン病患者を治療していたこのふたつの大学機関の取り組みは無癩県運動への対応において大きく異なり、対立するものであった。国立療養所との対比だけで小笠原の医療を評価するだけではなく、帝国大学附属医療機関という共通した環境にあった大阪皮膚病研究所との対比においても、小笠原の医療は評価されるべきである。そして、その評価は、単に自己の医学的知見に基づいて患者を処遇したということだけに止まらず、生活や人権を最大限に考慮して患者に接したという点からもなされなければならない。

おわりに

前章と本章とで、戦時下の小笠原登と皮膚科特研の診療の実態を明らかにした。戦争が激化するなかでも、無癩県運動は展開され、絶対隔離政策は維持されていたが、そうした状況下で、小笠原が患者をいかに絶対隔離政策から守ろうとしたかという実態が見えてきた。「国恩」「皇恩」を説く小笠原は、癩予防法は医学的に誤った法であると考えつつも、国民として法を守らねばならぬと自覚していた。一九四三年一月一五日に『朝日新聞』記者に語った「細菌性ノ病気ナレバ隔離又ヨシ。シカレドモ菌ノ発見困難ナルモノヲ家計ヲ脅カシテマデ隔離スル要ナシ」という発言が、小笠原のこの法律への姿勢を象徴している。感染のおそれのない患者は隔離する必要はないという方針のもと、小笠原は通院患者には、無菌とか感染のおそれなしという趣旨の診断書を与え、隔離から守った。そして、入院患者は大学附属医院とは別棟の皮膚科特研に院内隔離することで、法遵守の姿勢を示し、それゆえ、患者が逃走すると警察に届け出た。陸軍病院からも、さらには、小笠原を厳しく批判している国立療養所からも要請されれば、患者を受け入れた。小笠原は、法を守り国策に反することがないように慎重に対応しながら、実際は絶対隔離という国策からひとりでも多く患者を守ろうと努力した。小笠原がきわめて現実的に対応することで、強制労働、強制断種・堕胎、監禁という患者虐待がおこなわれていた国立療養所とは異なる医療を実践できたのである。

皮膚科特研が違法な存在ではないがゆえに、小笠原を支える多くの宗教者たちが現れた。小笠原は学界では孤高であっても社会から孤立はしていなかった。次章では、こうした皮膚科特研に集い、小笠原を支えた戦時下、京都の宗教者たちの姿を追うことにする。

◉註

(1)小笠原登「病床回顧」二(京都療道協会『療道』八九号、一九四三年)、七〜八頁。
(2)小笠原登「心身一如の問題」終(『療道』九八号、一九四三年)、四頁。
(3)小笠原登「癩患者に於ける脚気に就いて」(『レプラ』一五巻一号、一九四四年)、八七〜八八頁。
(4)第一章で述べたように、一九四一年一一月、第一五回日本癩学会総会では、絶対隔離を推進する医師たちは、小笠原の体質重視論を激しく攻撃した。これは、『大阪朝日新聞』が小笠原の見解について、小笠原があたかもハンセン病が感染症ではなく体質病であるかのごとく主張しているように報道したからであり、それ以後、日本癩学会総会の場では、小笠原の主張をめぐる論争はなされていない。
(5)早田皓「福岡が無癩県になる迄」(『大阪医事新誌』一三巻五号、一九四二年五月)、一〇〇頁・一〇二頁・一〇九頁。
(6)一九四三年二月一五日の「日記」には「H3退院ヲ請願セルヲ以テ退院診断ノ際一度警察ノ意向ヲ問ヒ来ルベシト命ジ

テ帰宅セシメタリ」と、翌一六日の「日記」には「H_3警察ニテ自宅療養ヲ許シ呉レタリトテ帰院。即時退院セシム」とそれぞれ記されている。H_3は二月一六日に一度退院し、その後再入院していたことになる。

（7）「日記」によれば、以後も一九四四年一〇月二〇日、「午後四月三十日退院セシメタル奈良県六名ノ患者ニツキ県ヨリ質問書ヲ持チテ荒木書記」が皮膚科特研を訪れ、一〇月二五日、小笠原は書面を荒木に提出している。患者は皮膚科特研を退院した後も、県当局の監視下にあり、県側は皮膚科特研に患者の情報を求めていたのである。

（8）桜井方策・西村真二「在社会、癩患者の生活状態と感染源問題」（『臨床医報』六二八号、一九四三年三月）、二頁、五〜六頁。

（9）廣川和花は、大阪大学文書館設置準備室に所蔵されている大阪皮膚病研究所関係史料に基づき、同研究所におけるハンセン病患者の通院治療の実態を紹介し、「皮膚研（大阪皮膚病研究所）のハンセン病診療の基礎には、小笠原のように診療所入所の明確なオルタナティヴとして通院治療を行うのではなく、あくまで種々の限界性の下で、大阪のハンセン病をめぐる状況への危機的認識に立ち、現行の療養所体制の不足を補うことを自らの役割と任じていた。しかし、ここに病者の社会生活継続を可能ならしめ、戦後も外来診療を継続させた意義を認めないわけにはいかない」と、大阪皮膚病研究所のハンセン病治療における意義を高く評価しているが（廣川和花『近代日本のハンセン病問題と地域社会』大阪大学出版会、二〇一一年、二二七頁）、治療拒否という手段を行使してまで患者を療養所に隔離させることに努めた同研究所に対し「病者の社会生活継続を可能ならしめ」たなどという評価を下すことは事実において否定される。

（10）一九五五年七月二日、長島愛生園で開かれた第二二回瀬戸内集談会において、愛生園医官となっていた桜井は、大阪大学で神経癩と診断された女性を診察したところ、臨床上ではハンセン病の後遺症が見られるものの、らい菌は発見できなかったので、らい予防法の「強制収容の対象にはドーモ成りえない」と認めつつも、「社会的に彼女を放置してよいかどうか」と問い、「当人を放置すべきではない。向後も彼女に度々、入所を勧奨して彼女が承知すればいいが、左様でなかつた場合は如何にしたらいいだろう」と参加者に意見を求めている（桜井方策「彼女は強制収容さるべきか」『長島紀要』二巻三号、一九五六年一月、五二頁）。

（11）光田健輔「癩根絶に関する所見」（『診療と経験』五巻一一号、一九四一年一一月）、一三頁。

第四章

小笠原登を支えたひとびと

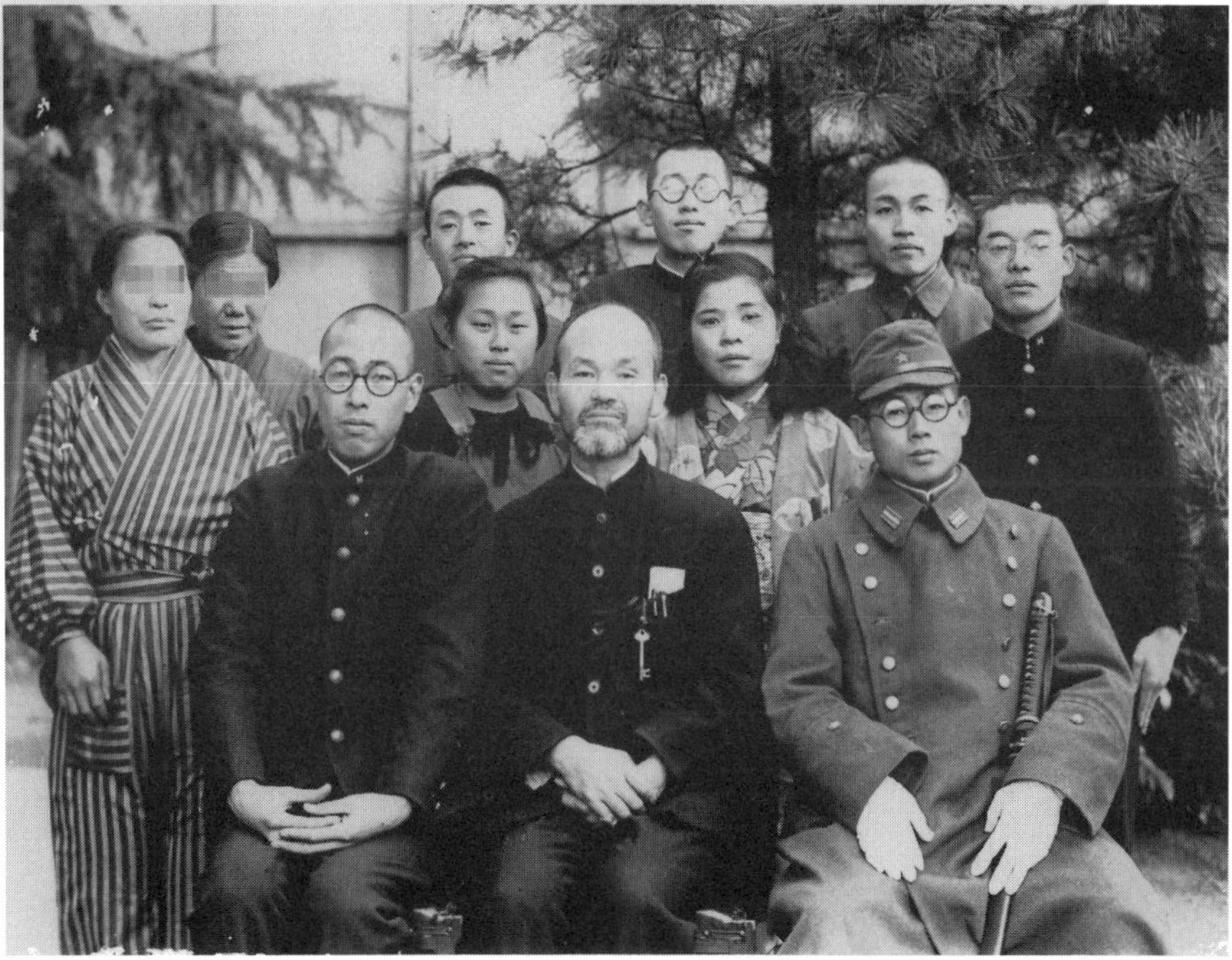

京都帝大皮膚科特研のメンバーや患者たちと（前列中央。写真の一部を加工してあります）

はじめに

小笠原登は、京都帝国大学医学部附属医院の近く、聖護院西町に兄秀実とともに暮らしていた。秀実は仏教哲学者として名高い。しかし、同医院皮膚科特別研究室（皮膚科特研）に勤務していた当時、「日記」には兄秀実の名前はわずかしか登場しない。「日記」を読むかぎり、小笠原登はひとりで暮らしていたと誤解しかねない。「日記」は皮膚科特研での医療を軸に記録されているので、直接、皮膚科特研の業務に関わらなかった秀実のことは「日記」にはあまり書かれなかったのであろう。逆に、皮膚科特研の業務を手伝っていた姉小笠原政尾は「日記」にしばしば登場している。とはいえ浄土宗の仏教専門学校、尼衆学校や臨済宗の臨済学院などで教壇に立っていた秀実の関係で、皮膚科特研には京都周辺在住の多くの仏教者が関わり、小笠原を支えていた。皮膚科特研の職員にもさまざまな宗教者が関わり、また、皮膚科特研でおこなわれる仏教行事にも多くの仏教者が参加している。本章では、こうした皮膚科特研の小笠原を支えたひとびとの事績について、「日記」の記述から明らかにする。

第一節――浄土真宗のひとびと

小笠原登を支援した仏教者として、まず考えられるのは真宗大谷派のひとびとである。しかし小笠原の「日記」には、真宗大谷派の関係者の名前はほとんど記載されていない。唯一確認できるのは、戦後、小笠原が国立豊橋病院に移った後、同病院で短歌の会である丹頂会を指導した歌人でもある真宗大谷派の僧侶藤井草宣である。藤井と小笠原の関わりについては第六章で述べるが、藤井の例以外、「日記」を読むかぎり、真宗大谷派は教団としても、僧侶個人としても、小笠原と深く関わることはなく、戦前において、大谷派の本山東本願寺と皮膚科特研は近隣であったにもかかわらず、大谷派の関係者が皮膚科特研に出入りしている事実は確認できない。その理由としては、当時、真宗大谷派のハンセン病との関わりは、小笠原の実践とは大きく異なるものであったことがあげられる。

一九三〇年一一月一五日～一七日、東京浅草別院で開かれた大谷派全国社会事業大会において、「挙派総動員以テ之ニ当リ癩ニ関スル啓蒙、根絶的施設促進、癩患者ノ救護家族ノ慰問等ヲ完備スルタメ大谷派光明会ヲ起スコト」が満場一致で可決、本山に建議され、[1]一二月二〇日には内務大臣安達謙蔵からの要請もあり、一九三一年六月八日、真宗大谷派光明会が設立された。法律「癩予防ニ関スル件」が癩予防法に改められ、絶対隔離政策が本格化するこの年、大谷派光明会が生まれたことは決して偶然ではない。大谷派全国社会事業大会で可決された「根絶的施設促進」という文言に示されているように、光明会は絶対隔離政策を支える「救癩」団体であった。光明会という名称は、光明皇后がハンセン病患者の背中を流し膿を吸ったという伝承に由来し、その趣意書には「現に苦悩に悶へ苦痛に泣ける多数の同胞を救護し、之に慰安を与ふると共に、一方国民に対し癩そのものに関する正しき知識を普及し、以つて癩予防の方法を講じ、我が国より癩を根絶することは人道上からいふも、国民保健上からいふも、又文明国の体面上からいふも、極めて切要なること」と明記された。光明会は「文明国の体面」からもハンセン病患者の根絶を訴えているが、これは、国家が一九〇七年以来、ハンセン病患者の隔離を進めてきた根拠のひとつであった。

そして、光明会は、会則の中で、会の目的を「真宗ノ精神ニ依リ癩絶滅ヲ促進スル」ことに置き、そのために「一般的啓蒙並同情ノ喚起」「患者及家族ノ慰安教化並救護医療紹介」「絶対隔離施設ノ促進」の事業をおこなうことと規定した。総裁には裏方大谷智子、会長には宗務会長を推し、まさに教団をあげて「救癩」に取り組む姿勢を示した。

しかし、実際の活動を担ったのは、常務理事となった大谷派社会課長高浜哲雄と理事の武内了温である。武内は、ハンセン病について次のような認識をもっていた。すなわち、「若しそれ我が国民に自覚するところ無くして、癩の感染伝播の恐ろしきを見るに到らば、国際的経済闘争の理念正義も努力も武力も何の力も無くなり、我が国家は孤立無援となつてしまう」という「国家の福利」を重視する立場、次に「わが国民が、無智偸安して、その癩の如何なるものなるかを知らず、その同胞の悲痛を思はず、これに施設すべき精神を忘れて、世界の癩病国日本なる汚名を今に存するに於ては、非文明非文化、たゞ武力的侵略の国と誤解せられても、答弁の言葉も無い」という「文明国体面」を憂う立場、そして「癩の問題は、決して癩患者或はその九族の問題にあらずして、実に国家社会の保健衛生の問題であることを知ると同時に、此処に留意しその為すべきを為す如く努力することは、国民の国家的社会的責務である」という「国民保健」の確立を求める立場から、「癩絶滅」のための絶対隔離を強く訴えたのである。そして、武内は、絶対隔離のための療養所は「監獄や病院や収容所」ではなく、「全く久遠の家郷」「真実父母兄弟のあるところ」であると賛美していた。(2)

以後、光明会は、療養所の慰問や寺院・門信徒への「同情金」の募集などの事業をおこなうが、なかでも皇后良子の妹に当たる裏方大谷智子が長島愛生園に納骨堂を寄付し、一九三四年五月一二日の落成祝賀会には智子自身も参列し、皇室の恩を患者に印象付けた。(3)

このように、光明会の活動は絶対隔離を前提に、患者への慰問を軸とするもので、小笠原が考えていた「救癩」とは大きく異なっていた。すでに第二章で述べたように、小笠原は、一九三四年に僧侶・仏教徒に向かい「救癩」を呼びかけていたが、それは「癩病は治療によつて治癒する」ことを強調するものであった。[4] 小笠原と光明会とのハンセン病への認識の間には相容れないものがあり、本山の東本願寺は京都にありながら、真宗大谷派として、そして大谷派光明会として、皮膚科特研を支援することはなかった。むしろ、逆に「仏教教団において、隔離政策への組織的関与は、真宗大谷派が突出している」のであった。[5] 小笠原の「日記」には光明会の名も、高浜哲雄、武内了温の名前も記されていない。

これに対し、浄土真宗の関係者で戦前の「日記」に名前が唯一記載されているのは、本願寺派の三浦参玄洞（大我）である。三浦は、一九一〇年より奈良県南葛城郡掖上村の浄土真宗本願寺派誓願寺の住職となり部落差別に取り組み、その後、『中外日報』の記者となってからも全国水平社の運動を支援したことで知られる。三浦は差別に反対する仏教者であった。三浦の名前が「日記」に登場するのは一回限りで、それは一九四一年一一月一九日の「中外日報三浦大我君ヨリ学会ニツキ来信。直チニ朝日毎日両新聞以外ハ正シク学会状況ヲ報知セルヲ以テ安心スベキ旨ヲ返信セリ」という記述である。これは、第一章でも触れたように、小笠原が、日本癩学会第一五回総会で、激しく攻撃された直後の記事である。三浦は、総会における小笠原攻撃の状況について心配していたようである。この事実から、逆に『中外日報』に小笠原の学説を紹介したのは、三浦であったと推測される。部落差別に反対してきた三浦は、ハンセン病患者への絶対隔離に反対する小笠原に共鳴していたのであろう。すくなくとも、「日記」を見るかぎり、三浦参玄洞だけが戦前において、浄土真宗の関係者のなかで、小笠原と親交があったと確認できる人物であった。

第二節——浄土宗のひとびと

皮膚科特研に積極的に関わったのは浄土宗の僧尼である。そのなかで、まず名前をあげなければならないのが石畠俊徳である。石畠は皮膚科特研の嘱託として事務を担当しており、一九四二年六月一日の「日記」には、小笠原登が医学部長小川睦之輔に対し「石畠嘱託ニ事務ヲ委任シタル旨ヲ告ゲテ同嘱託ヲ紹介ス」と記されている。石畠は皮膚科特研の事務を任されていたのであるが、大津市石山にある浄土宗浄光寺の住職であり、小笠原秀実の弟子でもあった(6)。

一九四一年一一月の「日記」には、日本癩学会第一五回総会に向けて、小笠原の研究発表の準備に取り組む石畠の姿が記されている。さらに、学会総会第一日目の一一月一四日の「日記」に「本日随行石畠戸田片岡三職員。夜ノ懇親会共ニ出席シテ午後十時帰洛ス」と、第二日目の一五日の「日記」にも「戸田石畠両職員随フ。予ハ会長佐谷博士ノ招待会ニノゾミ両職員ト別ニ帰レリ」と、それぞれ記されているように、石畠は看護師の戸田八重子とともに小笠原に随行し、総会の場にも同席していたことがわかる。

その後、第一章でも言及したように、一二月一二日に『芝蘭会雑誌』の学生が「学会ノ事情ヲ聴取」に来た際、小笠原は「石畠嘱託及ビ戸田雇立会ニテ学会当時ノ状ヲ話」し、一五日にも「朝芝蘭会雑誌ニツキテ学生来ル。石畠嘱託ト学会ノ実情ヲ追憶スレドモ確カナルモノヲ得ズ。学生ハ更ニ一時来訪ノ旨ヲ告ゲテ去ル。学生午後来リ石畠嘱託ヨリ諸種ノ材料ヲ得テ帰リ文ヲ再ビ草シ校正刷ノ際ニ訂正ヲ乞フ旨云ヒ残シテ去レリト云フ」と「日記」に記されており、癩学会から激しく攻撃されていたまさにこのとき、石畠は小笠原の学説が正しく伝えられるように尽力していた。さらに、一九四二年一〇月一九日の条には「職員ノ勤務状態ニツキ厳重ニ取締ル様石畠事務員ニ命ズ」という記述も見られ、小笠原は石畠に皮膚科特研の職員の勤務状態の管理も任せていたことがうかがえる。「明日早朝軍事訓練ノタメ石畠事務員研究室ニテ宿泊セリ」という一九四二年八月九日の「日記」の記述にもあるとおり、石畠は皮膚科特研に泊まり込むこともあった。石畠は献身的に小笠原と皮膚科特研を支えていた。小笠原の石畠に対する信頼もきわめて篤かった。

また、「日記」の一九四〇年一一月二七日の条に「尿試験ニツキ方法ヲ石畠嘱託ニ口授ス。先ヅ醤油ノ試験ヨリ着手スルコトヽス」と記され、一一月二九日の条にも「朝食塩定量状ノ指導ヲナス。石畠嘱託」と記されているように、小笠原は石畠に医学的技術の指導もおこなっている。

そして、研究上においても石畠は重要であった。小笠原から指示を受け、石畠はハンセン病に関する医学論文を筆写したメモノートを残しているのである。「日記」の一九四一年一一月二一日の条には「石畠嘱託文献蒐集ニ無定見ナルガタメ注意ヲ加フ」と記されていることが、それを裏付けている。第二章で紹介した「鈴の音」と題されたノートがそのノートであろうと推察される。このように、石畠は、小笠原の研究を支える秘書のような役割も演じていた。さらに、一九四三年一月二八日の条に、「「癩患者ノ心臓」ノ論文附表ヲ石畠嘱託ニ依頼」と記されている。石畠は小笠原の学会発表の付表作製も任されていた。

しかし、石畠は一九四三年一二月一四日、皮膚科特研を退職する。この日、小笠原は昼食時に「平常食ニテ送別会ヲナス」と「日記」に記している。石畠の退職の理由は明記されていないが、寺務が多忙となったからではなかろうか。なぜならば、一九四二年には「石畠嘱託自坊ノ用務デ15日賜暇願出アリ」(二月一三日)、「本日石畠嘱託檀家ニ死者有シタメ2時間程遅刻セリ」(五月三一日)、「石畠嘱託死者(小児)葬式ノタメ正午過ギ帰宅」(六月一日)という「日記」の記述があるからである。一二月一四日を最後に、戦前分の「日記」から石畠の名前は消える。

しかし、石畠の名は、戦後になって「日記」に復活する。それは、一九五三年一〇月一七日の条で、そこには「石畠君に見舞の葉書を認む。25日颱風13号の被害石山の山奥にも甚大なりしと云ふ。死者数名を出せし様子也」と記されている。滋賀県を台風が襲った際、小笠原は石畠に見舞状を出しているのである。このことからも、小笠原と石畠の親交は退職後も続いていたことがわかる。小笠原を支えた個人として石畠の存在は大きい。

また、石畠という個人だけではなく、浄土宗では、教団としても小笠原を支えていた。その一例が浄土宗の仏教専門学校（現佛教大学）との関わりである。「日記」の一九四一年一〇月四日の条に「石畠嘱託標準体質研究ノ目的ニテ仏専ニ藤原学生主事ヲ訪フ」という一文がある。病気と体質の関係について研究していた小笠原は、仏教専門学校の学生をその研究事例とするため、石畠を派遣して学校側に了解を得ようとしていたのではないか。そして、一九四二年に入ると、「午後仏専生徒ノ健康診断ヲ行フト約セルヲ以テ診療終了後検査場ヲ設ケ午後5時頃ヨリ生徒等来院。計量（戸田　谷掛）問診（高塚　朝加）診察（小笠原　末永）ノ3部ニ合シテ開催ス。午後9時半ヲ過ギテ半バニテ打切ル」（五月二〇日）、「午後ヨリ仏専生徒体格検査ヲナス。終了午後10時」（五月二一日）、「午後仏専学生2名ノ健康診断ヲナス」（五月二二日）、「中食後仏専学生体格検査ヲ行フ」（五月二三日）、「夜ニ入リテ仏専学生2名ノ体格検査ヲナス」（五月二八日）という記事が見られる。この「健康診断」「体格検査」が体質の検査のことを意味するのではないか。そうだとすると、仏教専門学校は小笠原の研究にも協力していたことになる。

さらに、知恩院境内に設けられた尼衆学校は、より小笠原に協力的であった。一九三九年一〇月二五日付『中外日報』に「癩に注ぐ仏心　尼僧二人、挺身の看護」と題した次のような記事が掲載された。

恐るべき癩に生命を蝕ばまれ行く同胞に尊い救ひの手が各方面から向けられてゐる折柄雄々しくもその中に交つて温い看護の手をさしのべようとする二人の尼僧が現はれた。これは富山県射水郡小松町不捨院の寺森教含、香川県木田郡水上村善光寺の日向法円の両尼でいづれも浄土宗の尼衆学校の卒業生であるが、この話は京大皮膚科特別研究室の小笠原登博士から出たもので同博士は宗教と医学を結びつけることを念願としてそれがためにはまづ看護から入つて温い仏心を注がなければならないと最初の試みとして癩看護に当る尼僧を知恩院に求めて来たところ、本山では尼衆学校と連絡して直ちに人物の選択を行つたら先の二人の尼僧が雄々しくもその選に入つて、なやめる同胞に仏心を注ぐことになつたわけであるが、去二十一日挨拶のために来たこの尼僧にその感想を聞くと

小笠原先生のすすめで今度大学の研究室に入つて癩病の方方の看護にあたる事になりました、昨日も病室に入つてそれ等の方々に挨拶して来ましたら大変喜んでくださいました、今後は大学にあつて自炊生活をしながら看護に当ります、我々の手で出来ますならたとへささやかながらも宗教的なものをさしあげたいと思ひます

とけな気に語つたが、小島の春をそのままに二人の尼僧は墨染を白衣につつんで看護にいそしむことになつてゐるが大学の方でもこの雄々しい尼僧に感激してゐる。

こうして、浄土宗の尼衆学校から二名の尼僧が皮膚科特研で看護の任に当たることになった。寺森教含は尼衆学校舎監寺森教山の弟子である。(7) 師の寺森教山は、「日記」には「寺森師」として登場し、大西良慶が皮膚科特研で講話をする際には、尼衆学校の尼僧を連れて聴講している。一九四四年六月一一日の条には「正午嵯峨厭離庵ニ大西先生慰労茶宴ヲ催シ併セテ寺森教山師ヲ招待ス」と記され、小笠原にとり、寺森教

山は、大西良慶とともに重要な仏教の師であったことがわかる。また、日向法円については、一九四〇年三月一六日の条に「日向雇高熱尚解ケズ　39・4℃」という記述があり、その後、四月一〇日の条に「日向雇内科入院」と、六月一七日の条に「藤元日向両雇ノ退職ノ件ヲ看護婦掛ニ問フ事」と記されている。こうしたことから、日向法円は、就任八カ月ほどで体調を崩して皮膚科特研を退職していたと考えられる。(8)

このように、石畠俊徳、仏教専門学校の学生、寺森教山と尼衆学校の尼僧は積極的に小笠原の医療と研究に協力した。教団としてもっとも小笠原を支えたのは浄土宗であった。(9)

第三節――臨済宗のひとびと

臨済宗の僧侶も小笠原登を支えた。それは臨済学院（現花園大学）の教員と学生である。「日記」には臨済学院、もしくは臨済大学の名前が頻出する。

臨済学院と小笠原との関わりのひとつが、学生の健康診断である。仏教専門学校生と同様、臨済学院生も、小笠原の体質研究に協力していたと考えられる。一九四一年九月三〇日の条には「朝臨済大学々生三十二名健康診断ノタメ来院ノ電話アリ。午後四時半頃ヨリ来院。検診十一時ニ終ル。夕食ヲ供ス。和進会六十銭弁当。……（中略）……検診ノタメ職員居残リヲ求メタリ」と、一〇月三一日の条には「臨済大学生体格検査成績ニツキ来訪。暫時雑談シテ帰ル」と記され、さらに、一一月七日の条には「学会準備ニ忙ハシ。午後ヨリ柴田雇戸田雇鳥居雇末永雇石畠嘱託高橋臨済大学生援助ニヨリテ夜間マデ行フ」と記されている。この学会とは、小笠原が激しく攻撃された第一五回日本癩学会総会である。小笠原はこのとき、ハンセン病に関する体質の研究を発表するが、その準備を臨済学院の学生が手伝っていた。

臨済学院と小笠原の関係はこれだけではなく、一九四一年一〇月七日の条には「午後六時半退勤。臨済大学ニ向フ。「癩ト宗教」ノ講演ヲナス」と記されているように、小笠原は臨済学院でハンセン病について講演もおこなっている。また、「日記」には「午後光明皇后御正忌講話会準備。午後7時開始。講師　臨済学院教授　鎌田禅尚師　紙芝居　同学院生徒3名」(一九四二年六月六日)、「患者ヨリ光明皇后様紀念講話有無ノ質問アリ。講師ナキヲ以テ小野青年ニ依頼シテ臨済大学紙芝居ノ交渉ヲナセリ。学生3名午後7時頃来院コレヲ行フ。(1)小サキ灯明　(2)青の洞門　(3)軍神ノ母　(4)炭焼ノ妻」(一九四二年一〇月六日)、「外来診察後修養会ノ準備ヲナス。午後七時開会。講師　臨済学院教授　柴山全慶師　演題「さとり」」(一九四二年一二月八日)、「午後二時花祭式典ヲ挙グ。国民儀礼　灌仏　式辞　代表灌仏　花祭ノ歌。午後7時ヨリ花祭講話　講師　鎌田禅尚師　紙芝居　臨済学院生徒」(一九四三年五月八日)という記述もあり、皮膚科特研でおこなう仏教行事にも臨済学院の教員や学生が出講、出演していた。とくに、ここに記された学生による紙芝居はしばしば演じられ、以後も「修養会　臨済学院ヨリ紙芝居ニ来ル。講師大西良慶先生　講題　聞思聴」(一九四三年九月一七日)、「午後7時ヨリ臨済学院ヨリ紙芝居ノタメ松尾小西両青年来ル」(一九四三年一一月六日)、「午後7時臨済学院ヨリ紙芝居学生来ル」(一九四三年一二月二〇日)という記述が見られる。そして、学生は紙芝居だけではなく、「午後七時ヨリ修養会　九時半終了。講師　臨済学院学部学生高柳君　講題光ハ先方ヨリ来ル(歎異鈔第三条)」(一九四四年三月六日)とあるように、「歎異抄」の講義もおこなっている。臨済学院も小笠原と深く関わっていた。

第四節――清水寺住職大西良慶

小笠原登を支えた仏教者としては、清水寺住職大西良慶の名前も忘れてはならない。清水寺は奈良仏教の系譜を引く法相宗に連なり（現在は北法相宗）、大西も法隆寺や興福寺で修業を積み、法相宗管長となり清水寺の住職となる。そして大西は小笠原と親しく交流し、皮膚科特研では患者・職員に対し毎月、修養会と称して仏教講話を続けていた。「日記」にはじめて大西の名が登場するのは、一九四〇年三月二二日の条で「修養会（午後7時ヨリ）講師大西良慶師」と記されている。一九四一年一一月二二日の条には「午後七時大西良慶師来講。講題精進　終了後清水自坊マデ随行ス」と記され、修養会終了後、小笠原は大西を清水寺まで送っていたことがわかる。同年一二月二二日には皮膚科特研で聖徳太子讃仰会を開き、このときも、講師として大西が招かれている。「日記」には修養会や聖徳太子讃仰会などの講師に来るという記事に止まり、小笠原との私的会話などの記述はないが、**表4-1**に示したように、大西に関する記事が「日記」に登場する頻度の多さを考えれば、小笠原との親密な関係にあったことは推察に難くない。「小笠原登関係文書」中にも、それを裏付けるように、講話の演題の連絡、講話の日程の調整、礼状など、大西からの書簡が一五通含まれている。また、大西が皮膚科特研で講話をおこなう際には、臨済学院や仏教専門学校の学生が聴講することもあり、寺森教山以下、浄土宗の尼僧も多く聴講している。まさに、皮膚科特研では、宗派を超えた仏教行事が頻繁におこなわれていたのである。

表 4-1｜大西良慶に関する「日記」の記事

年月日	記事
1940. 3.22	修養会（午後７時ヨリ）講師大西良慶師
1940. 5.13	大西先生演題ノ件
1940. 7.15	大西先生講題問合ス
1940. 7.25	清水本坊へ大西師出発時間問フ
1941.10.20	大西管長ヨリ二十二日ノ講題来ル「苦ト楽」掲示ヲ出ス（石畠嘱託）
1941.10.22	奉鑽仰会　出席者少シ　計十二人　光森書記来聴　石畠嘱託大西講師ヲ自坊迄送ル
1941.11.22	午後七時大西良慶師来講　講題精進　終了後清水自坊マデ随行ス
1941.12.22	聖徳太子讃仰会ヲ催ス…（中略）…講師　大西良慶師
1942. 1.17	清水大西先生ニ御礼ノタメ石畠嘱託ヲ遣ハス
1942. 1.22	修養会開催　大西良慶先生来講
1942. 2.21	午後十時講師大西先生ヲ送リテ清水ニ赴キ後帰宅ス
1942. 4.16	大西良慶先生ヨリ講題ノ返信アリ「願力受生」
1942. 4.22	午後七時奉讃会開催　午後九時四十分終了　大西講師帰還　講題　願力受生
1942. 5.22	夕頃ヨリ講演場ノ整理ヲナス　７時ヨリ大西良慶先生ノ講話アリ　午前０時10分帰宅
1942. 6.17	大西良慶先生ヨリ講題来ル「楽土建設」
1942. 6.22	午後４時ヨリ奉讃会々場ヲ準備ス　午後７時大西良慶管長来講　聴衆20名ヲコエテ盛会ナリ
1942. 7.22	午後４時ヨリ修養会準備　午後10時大西良慶講師ヲ清水ニ送ル
1942. 8.16	午後７時15分慰霊祭ヲ開始ス　午後８時より大文字鑑賞　来賓　療道協会河野輝道氏　導師　大西良慶管長　講話　同上
1942. 9.16	大西管長ヨリ22日修養講題ハ「求道の旅」ヲ通告シ来レリ
1942. 9.22	午後七時ヨリ修養会　午後九時半終了　講師大西良慶師ヲ送リテ帰宅
1942.10.22	午後講話会準備　講話会　講師大西良慶管長　講題　報土
1942.12.19	大西管長ヨリ修養会講題報知アリ
1943. 1.14	大西良慶先生ヨリ本月21日都合ヨシトノ回答アリ
1943. 1.21	午後７時ヨリ太子鑽仰会修養会　講師大西良慶先生　乃美仏専学生ト晩食ヲ共ニス　同学生修養会ニ出席セリ　講師ヲ田中常氏ト共ニ清水マデ送ル（午後10時）

表 4-1｜大西良慶に関する「日記」の記事（続き）

年月日	記事
1943. 2.23	午後6時修養会ニテ大西管長来演　本日ガ太子御祥月ニシテ患者等ハ親鸞聖人太子和讃ヲ読誦シ来演諸士ノ十七憲法ヲ読誦セリ
1943. 3.22	午後7時ヨリ大西良慶管長講話（患者慰安）　後雑談　会スルモノ田中　木村吉川　外調理室ノ婦人1名　吉川調理手　夜の梅手製持参　茶碗等展観アリ　午後10時散会　管長ヲ清水ニ送ル
1943. 4. 7	書簡ヲ認メテ差出ス　(1) 梶原憧徳　大西先生謝礼　陶器ノ分譲ヲ乞フ
1943. 4.12	午後梶原憧徳来訪　大西管長御礼ノ陶器ニツキ報告アリ　河合寛次郎作花瓶ニ決ス
1943. 4.19	22日修養会講題（大西管長）運、根、鈍
1943. 4.20	大西先生ノ講演ニツキ質問ノコト（石畠嘱託）
1943. 4.22	午後6時半大西管長来院　暫時閑談ノ後患者講話次イデ職員講話　運鈍根　午後10時清水ニ送ル
1943. 5.20	午後6時半大西講師来院　修養会散会十時ヲコエタリ　講題　3心
1943. 6.22	午後9時大西管長来院　講話アリ　同管長日ヲ誤リテ遅刻来院ノタメ散会遅レタリ　尼衆数名（寺森師共）光森　吉川　按瑞庵及ビソノ同伴者　大谷井口両学生　看護婦2名　戸田　西　石田手伝フ　吉川ヨリ琥珀糖寄贈　茶碗展観ナシ
1943. 7.22	午後修養会ノ準備ヲナス　午後7時半大西講師来院　講題5ツノ誓 (1) 御民我　すべてを大君にさゝげむ　2　み民我　祖国を護らむ　3　み民我　明るく生きむ　4　み民我　務めにはげまむ等　階上ニテハ深瀬学生ノ霊魂問題ヲ闘ハス　大西講師ノ霊魂ニ対スル質問ニ説ヲ覆ス　階上出席　木村　光川及ビソノ職員　光森　看護婦2名　深瀬外学生4名　老姉　戸田　真柄（遅来）
1943. 8.16	午後慰霊祭準備（祭文作成　式場準備等）　戸田雇葬儀屋ニテ仏具ヲ借リ来ル　午後7時慰霊祭執行　石畠竹川両嘱託臨席セズ　井口清学生司会　余ハ祭主兼オルガン係　導師　大西良慶先生　助音　寺森尼衆幹事及ビ坊尼数名　遺族西山ノ弟1名及ビ鎌田ノ弟1名出席　引料トシテ2,200gノ茶ノ袋
1943. 9.17	講話多人数来聴アリ　又臨済学院ヨリ紙芝居ニ来ル　講師大西良慶先生　講題聞思聴　来客　木村惣次郎　寺森尼衆校幹事　尼衆　看護婦1名　吉川嘱託及ビソノ茶道師匠及ビ右知人　寺森師ヨリ菓子恵与アリ
1943.10.22	午後6時頃ヨリ修養会　午後9時半終ル　講師　大西良慶先生　講題　有為無為　職員出席　戸田　飯尾　小豆原　来賓　寺森師外尼衆3～4名

表 4-1｜大西良慶に関する「日記」の記事（続き）

年月日	記事
1943.12.22	本日６時ヨリ太子鑽仰会　講師大西良慶師　講代《〔ママ〕》　時局ト信仰　来賓　寺森教山師　木村栄次郎　小野政義　松本青年　ソノ他尼衆　計14名　接待　戸田雇手製糯米団子
1944. 2.22	午後五時ヨリ修養会準備　午後七時ヨリ修養会（太子祥月忌）講師大西良慶師　午後九時半講師ヲ自坊ニ送ル
1944. 3.22	大西僧正下痢ノタメ講話ヲ断ラル
1944. 3.23	午前大西管長病気見舞ノ準備ヲナシ…（後略）…
1944. 3.27	夕頃ヨリ戸田高橋ヲテ《〔ママ〕》大西管長ヲ見舞ハシム
1944. 3.27	太子鑽仰会　講師　大西良慶管長
1944. 4.27	七時半修養会　講師大西先生
1944. 5.30	大西先生ノ閑暇ノ月日ヲ問フ書面ヲシタヽム
1944. 6. 3	大西先生ヨリ茶会ニツキ返事アリ　嵯峨慈済院へ電話セントセシガ通ゼズ　午後七時半ヨリ荒井学生ト共ニ嵯峨ニ赴キ十一日午前十一時ト決定
1944. 6.10	大西管長御礼茶会ノ電話ヲ嵯峨慈済院へ電話ス
1944. 6.11	正午嵯峨厭離庵ニ大西先生慰労茶宴ヲ催シ併セテ寺森教山師ヲ招待ス
1944. 7.22	夜太子鑽仰会　講師大西僧正　十時半解散
1944. 8.18	大西良慶師ニ謝礼ノ意ヲ以テ供物ノ西瓜ヲ贈ル（上茶谷）
1944. 9.22	七時ヨリ太子鑽仰会　講話　講師大西良慶先生　来賓尼衆校寺森主幹以下吉川按瑞庵主　予　十時終リ
1944.10.24	修養会後大西良慶先生ヲ清水ニ送リテ帰院セズ
1944.11.22	自室整理中大西良慶講師来室　暫時談話ノ後患者慰安演説　後控室ニテ講話　来演　木村惣次郎　井口本科三回生　寺森師

第五節――その他の仏教者

「日記」の一九四二年五月一一日の条に「午後6時頃高橋誠一青年僧形ニテ友人ノ微熱ヲ訴ヘルモノヲ伴ヒ来ツテ診察ヲ乞フ。著変ヲ発見セズ。向フ7日間検熱ヲ行フコトヲ命ゼリ。尼僧等ニテ当研究室ニ奉仕スル人ナキカヲ尋ネオキタリ」という記述がある。これによれば、小笠原は、日向法円、寺森教含だけではなく、ほかにも奉仕する尼僧を求めていたことがわかる。事実、「日記」には日向法円、寺森教含以外にも皮膚科特研に関わった尼僧の名前が記されている。そのひとりが、泉涌寺の尼僧鳥居恵静である。泉涌寺は皇室の菩提所としても知られる真言宗泉涌寺派の本山であり、鳥居の名前がはじめて「日記」に登場するのは一九四〇年三月一六日の条で、そこでは「鳥居私用雇員」と記されている。小笠原の私費で雇用した職員ということであろう。そして、一九四一年一〇月一日の条では「奈良軍人家族健保ノ診察券発行不足又ハ不発行ニツキテ鳥居雇ニ手落ナキ様注意ス。又診察券ノ発行数過小ナル旨ヲ問ヒ置キタリ。又収入日計ニ薬価ノ記入ナキコトニツキテモ注意ヲ与ヘタリ」と記されているので、鳥居は、皮膚科特研の医療事務も担当していたと考えられる。皮膚科特研に入院した経験のある入江章子も、「鳥居さんという方が事務的なことの手伝いだった」と回想している[10]。

また、一九四〇年一月二七日の条には「堺日蓮宗尼僧　日向雇ノ手ヲ経履歴書提出」という記述がある。堺という日蓮宗の尼僧が皮膚科特研に雇用されるため、日向法円を通じて履歴書を提出したと解釈されるが、以後、「日記」には堺という尼僧の名前は記されていない。

さらに、一九四二年二月四日の条に「原本誠尼当研究室勤務希望ニテ来院。研究室ニテ止宿ノコト丶ス」

という記述がある。原本誠という尼僧が属す宗派の記載はないが、原本は自主的に皮膚科特研への勤務を求めて来たのである。しかし、二月一〇日の条には「原本誠尼急ニ帰国ヲ申出ヅ。慰留シタレドモキカズ。我ガ外出中ニカヘル」と記され、結局、二月一三日に小笠原は「新来尼僧ノ翻意ニツキ職席ノ更迭ヲナスコト」と決定した。なぜ、この尼僧が翻意したのか、その理由は「日記」には記されていない。わずか一週間の勤務であった。

第六節――キリスト者戸田八重子

看護師として皮膚科特研で小笠原をもっとも献身的に支えたのはキリスト者の戸田八重子であろう。すでに第二章でも述べたように、戸田は入院患者が逃走したときは、警察との連絡にも奔走していた。戸田とキリスト教との関わりについて、「日記」では「戸田雇マリア教会信徒総会出席ノタメ午前10時ヨリ午後2時マデ外出予定ノ所金沢患者ノ急変ニテ遂ニ終日勤務セリ」という一九四三年一一月七日の記述のみである。戸田は日本聖公会の京都聖マリア教会の会員であった。

皮膚科特研で小笠原から治療を受けた入江章子は、戸田は聖公会宣教師のハンナ・リデルが設立した熊本の私立ハンセン病療養所回春病院の看護師であったが、日英関係の悪化により一九四一年に回春病院が解散したため、皮膚科特研に就職したと回想している。また、戸田と同じ聖マリア教会の会員であり、戸田に依頼され自らも皮膚科特研で夜間看護を手伝った女性は、戸田について次のように回想している。

世の中は次第にいそがしくなって残業がどこの会社も始まりましたので、注射に来院する患者さんの時間が人数と共にだんだん増幅しました。戸田は朝八時から夜九時すぎまでのブッ通しの仕事で過労度がひどくなり、先生が代って注射をされる日も度々になりましたので、いつも心易く交際してました戸田は、私に誰か奉仕的に手伝ってくれる人を、さがしてほしいと、特研の窮状を訴えて来ましたので、私も方々に手を尽しましたが仲々見付からず困り切っていましたが、戸田の切なる頼みで助人が見つかる迄私がお手伝いすることにきめました、戸田は昼間の診療の仕事だけという事になりました。……（中略）……戸田は下宿の独り生活では養生出来にくい時、たびたび入院もして体力の回復につとめていました。[11]

この回想から戸田が過労も辞さずに献身的に皮膚科特研に勤務していたことが推測される。「日記」の一九四〇年一月一七日の条にも「戸田入院見合せと決して落着」という記述があり、上記の回想を裏付けている。戸田が入院する予定であったが、それを延期したということで、理由は重症患者がいるためであった。また、一九四一年一二月二九日の条には「戸田雇盲腸炎ヲ発シ来レリ」という記述がある。しかし、一二月三〇日、三一日、一月一日と戸田は出勤している。年末・年始で職員が少ないため、戸田は体調が悪くても出勤していた。

しかし、戸田は、患者にとっては恐い存在でもあった。一九四四年八月二六日の「日記」には、ひとりの男性患者が「無断ニテ夜京極ニ遊ブ」という事件が記録されているが、その原因について、小笠原は「戸田ノ強キ叱言ノタメナリト云フ」と記している。

とくに戸田は、減食療法を破り密食している患者を厳しく取り締まった。一九四二年七月一二日の「日記」によれば、「昨朝米ノ密食ヲ戸田雇ニヨリテ観破セラレタレドモ悔悛ノ情ナシ」という患者は強制的に退院させられている。そのほか、戸田が炊事場での患者の「無断炊事」を監視した（一九四二年九月一二日）、弁当の残りを分配している現場を戸田に発見された患者が小笠原に謝罪した（一九四三年九月九日）という記述が「日記」にあり、一九四三年一一月一日の条では、小笠原は「予等帰宅ノ後戸田雇賄室ニテ麺ヲ食セルヲ見タル患者2名アリト告ゲ来レリ。真否ハ問ハズ。只取締リノ寛ナリシコトヲ愧ヅ」と慨嘆している。さらに、戸田は患者間の賭博の取り締まりもおこなっている（一九四三年一〇月九日）。

また、患者が逃走した場合は、戸田が川端警察署と交渉した。一九四二年五月一五日の条には、戸田が逃走を図った患者をともない警察に赴き、衛生課の巡査部長から説諭を受け、七月一九日に、この患者がまた逃走すると、戸田が警察に出頭し書類と患者の写真を提示している。戸田は患者の管理もおこなっていた。

しかし、その一方で、「日記」に「本日戸田雇患者数名ヲ伴ヒ比叡山ニ上ル」（一九四二年四月一二日）、「午後10時ヨリ清水ニ月ヲ見ル。松尾青年ト共ナリ。戸田雇患者ヲ伴ヒテ月見ス」（一九四二年九月二五日）、「明日ノ「ハイキング」ヲ約ス（戸田　高崎両職員）」（一九四三年一月四日）、「本日戸田雇患者7名ヲ伴ヒ山科地方ニ散策ス」（一九四三年一一月二三日）などと記されているように、戸田は患者のレクリエーションもおこなっている。看護師が患者を連れてハイキングに行くなどということは、国立療養所ではあり得ないことで、ハンセン病患者を普通の患者と同じように扱うという皮膚科特研を象徴する行動である。戸田は、患者と京都の町や山を散策し楽しんでいた。そして、キリスト者の戸田ではあるが、「戸田雇明日ノ花祭供養ノタメ小麦粉ヲ以テふかし「パン」ヲ作ル」と「日記」の一九四三年五月七日の条に記されているように、皮膚科特研でおこなう仏教行事にも参加している。戸田は、小笠原と同じ視点で勤務していた。

戸田八重子は戦後、数年にして死去した。亡くなったのは一九五一年二月九日頃と推測される。国立豊橋病院皮膚科医長に転じていた小笠原が、「日記」の一九五二年二月九日の条に戸田の一周忌法要を官舎の自室でおこなったと記しているからである。「日記」によれば、小笠原は一月九日から一周忌の準備を始め、二月九日の一周忌当日の「日記」には、次のように記した。

戸田一週〔ママ〕忌法要の準備をなす。午後2時20分頃藤井実応師来室。茶菓を供して雑談す。相次いで参詣者来る。上井技官小児麻痺青年豊田小夜子附添の老婆3名船井等来会。勤行式　訓読小経等終つて訓話。善行は生命となりて残るとの講話なり。終りて豊田持参の揚寿し及び巻寿しを供養し後ぜんざいを供養す。老婆等賽銭を供へたるもの3人4時半散会。5時半藤井師辞去。￥300の法礼を大江をしてBus乗場に於て車代とて進呈せり。其の後船井学院学生福田磯辺両名も手伝へり。依而残りの寿し残りの菓子中川看護婦お供への林檎等を分配し6h36'のBusにて帰郷。

戸田はキリスト者であったが、小笠原は浄土宗の僧藤井実応を招き仏式で一周忌を挙行した。参列者への振る舞いも入念に準備していた。献身的に支えてくれた戸田への小笠原の想いが「日記」から伝わってくる。

おわりに

「日記」が遺されている一九四〇～四四年、激化する戦争のなかで、皮膚科特研には、患者、職員だけではなく、京都のさまざまな宗教者が集まり、宗教、宗派の壁を越えて信仰の時間を共有していた。けっして、非戦・反戦を求めた会合ではなく、むしろ戦意高揚の講話もなされていたが、その一方で、静かな宗教的環境も維持されていた。戦時下の京都にこうした空間が存在し得たことの意義をあらためて確認したい。

国立療養所では、患者に隔離を受け入れさせる患者教化のために宗教が利用されたが、皮膚科特研では、信仰の下に、医師・職員と患者の差別はなく、ともに仏教の教えに耳を傾けていた。皮膚科特研は、京都帝国大学のなかに生み出された宗教空間であった。もし、日本のハンセン病医療に「アジール」と比喩するべき存在を求めるのなら、それは国立療養所などにではなく、皮膚科特研にではないだろうか。わたくしは、中世ヨーロッパの修道院や中世日本の河原などとの厳密な比較検討もせずに「アジール」などという比喩を軽率に使う愚は犯さないが、たしかに、戦時下においても、皮膚科特研のなかに国家の隔離政策という重圧から守られた宗教的空間がかろうじて存在していたことは間違いない。小笠原を支えた戦時下京都の仏教者、そしてキリスト者の存在は、近代日本の宗教史の研究対象ともなるであろう。

◉註

(1)「大谷派全国社会事業大会報告」(大谷派宗務所社会課『真宗』三五一号、一九三一年一月)、一五頁。

(2)武内了温『癩絶滅と大谷派光明会』(真宗大谷派光明会、一九三一年)、二〜五頁、三九〜四四頁。

(3)「東本願寺智子裏方御挨拶」(『愛生』七号、一九三四年七月)、八頁。

(4)小笠原登「仏教徒諸氏の救癩運動参加を望む　其一」(真宗大谷派名古屋教務所『名古屋教報』一九三四年四月号)、四頁。

(5)訓覇浩・藤野豊「無らい県運動と宗教」(無らい県運動研究会編『ハンセン病絶対隔離政策と日本社会——無らい県運動の研究』、六花出版、二〇一四年)、一〇六頁。

(6)河野武志「小笠原登を育んだ人たち——祖父啓実と兄秀実」(玉光順正他『小笠原登——ハンセン病強制隔離に抗した生涯』(真宗大谷派宗務所出版部、二〇〇三年)、六八頁。

(7)藤吉慈海編『法の旅——寺森教山法尼の生涯』(教山会、一九六八年)、一三頁。

(8)皮膚科特研の夜間看護を手伝った女性は、小笠原が「昭和十五年の四月中旬に尼僧姿の女性お二人を紹介され「この方に来月五月から夜の仕事を手伝って頂くことがきまりましたから、この月の末まで十日間にいろいろの事を教えてあげて下さい」」と告げられたと回想している（玉光順正他編前掲書、七三頁）。寺森教含、日向法円の採用と年月日は異なるので、別の尼僧のことなのか、あるいはこの回想者の年月日の記憶違いなのか、いずれかであるが、断定できない。

(9)浄土宗の僧侶山本正廣は、大谷藤郎との対談のなかで、小笠原秀実には「浄土宗の僧侶の中にも影響を受けた人がたくさんいらっしゃいます」と語っている（大谷藤郎・山本正廣「小笠原登と小笠原秀実」『知恩』七一三号、二〇〇三年一〇月）、一七頁。

(10)玉光順正他編前掲書、七九頁。

(11)玉光順正他編前掲書、七三頁。

第五章

京都帝国大学が生んだ小笠原登と異なるハンセン病研究

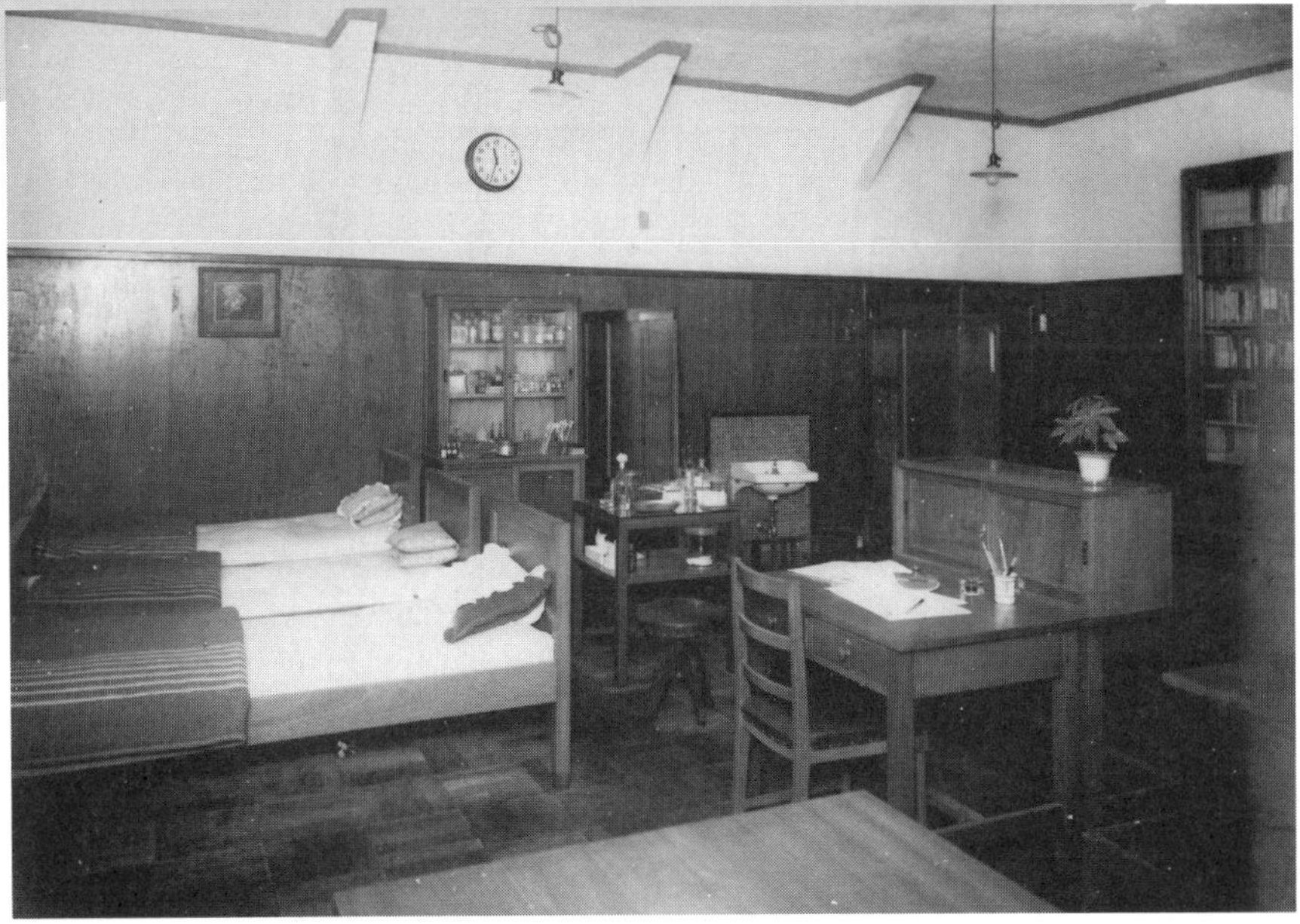

京都帝大皮膚科特研と思われる写真（1939年5月）

はじめに

京都帝国大学―京都大学で小笠原登の影響を直接、間接に受け、ハンセン病患者への絶対隔離政策に反対した医学者として、大谷藤郎の名前が思い浮かぶ。学生時代に小笠原に師事し、診療の手伝いもした大谷の名は、「大谷学生」として小笠原の「日記」にもしばしば登場する。小笠原が、この若き医学生をかわいがっていたことが「日記」からも読み取れる。後に厚生省医務局長を務めた大谷は、小笠原の精神を受け継ぎ、ハンセン病患者に対する国の処遇をあらため、らい予防法廃止の「恩人」とも称されている。それだけではなく、らい予防法違憲国賠訴訟においても原告に有利な証言をおこない、勝訴に大きく貢献したと勝訴の「恩人」ともみなされている。(1)

しかし、大谷へのこうした評価が喧伝されることにより、京都帝国大学―京都大学の医学部にはハンセン病患者の人権を尊重する学風が伝統となっていたという見解も生じかねない。しかし、それは表面的である。京都帝国大学医学部はハンセン病に関わった医学者を輩出しており、そのなかには小笠原とまったく異なる立場でハンセン病患者に対処した者もいた。たとえば、小笠原と個人的に親交もあり、ハンセン病に対する医学的知見も共通していた宮崎松記である。宮崎は小笠原と共通の認識を持ちながら、医学的知見よりも国策への従属を優先し、一九三四年以来、九州療養所長―菊池恵楓園長を務めて絶対隔離政策を推進した。

宮崎については次章で言及するが、もうひとり、あげなければならないのが、鈴江懐《すずえきたす》である。鈴江は、七三一部隊に関連する人脈に連なる。京都帝国大学医学部から多くの七三一部隊の軍医を送り出したという事実も忘れてはならない。鈴江は七三一部隊に所属した経験はないものの、ハンセン病患者への対応には、それと共通するものがあった。

本章では、近年、新たに判明した事実に基づき、京都帝国大学が生み出した小笠原の研究とはまったく異なる〝もうひとつのハンセン病研究〟の実態を明らかにする。小笠原とほぼ同時代、京都帝国大学にあってハンセン病医療に携わった鈴江の事績を明らかにすることにより、より小笠原の医療実践の意義を鮮明にすることができると考えるからである。

第一節——鈴江懐のハンセン病研究

二〇一三年五月九日、『熊本日日新聞』に「旧熊本医科大　ハンセン病骨格標本　恵楓園前身施設入所者から　戦時中まで保管」と題した衝撃的な記事が掲載された。それによれば、一九二七年から一九四七年まで熊本医科大学（現熊本大学医学部）に勤務していた京都帝国大学出身の鈴江懐が五〇〜六〇体のハンセン病患者の遺体を集め、その大部分について骨格標本を作製し、そのうち二九体については頭蓋骨を計測し、その結果を学会で発表していたという。報道があったとき、ツイッターなどに、これを同紙の謀略であるかのように誹謗する書き込みもあったようだが、わたくし自身も調査し、報道が事実であることを確認している。しかもこの骨格標本は戦災で焼亡し、ひとつも現存していない。同紙の取材に対し、熊本大学医学部は学内資料を調査したところ、ハンセン病患者だけの遺体解剖名簿が存在し、鈴江は一九二七年から二年間で四三体の遺体を解剖し二〇体の骨格標本を作製したことが判明した。遺体の出所はすべて九州療養所（現国立療養所菊池恵楓園）であった。かつてハンセン病療養所では、強制堕胎した患者の胎児を標本としそのまま放置していた事実が明らかになり、ハンセン病療養所における〝医の倫理〟が問われる事態となったが、今回の骨格標本の作製もまた、それと同様の大きな問題と言わざるを得ない。鈴江は何のために骨格標本を作製したのか。

鈴江懐は、一九〇二年五月一日、徳島県に生まれ、一九二四年七月、京都帝国大学医学部医学科を卒業、ただちに同大学病理学教室に入り藤波鑑に師事、同大学助手を経て一九二七年四月、熊本医科大学に助教授として赴任、その後、同大学教授となり、一九四七年二月、京都大学教授となった。小笠原とは短い期間ではあるが、京都帝国大学医学部で共通の時間を過ごしていたことになる。晩年には紫綬褒章や勲二等瑞宝章も受け、一九八八年一一月四日、死去している。日本病理学会、日本リウマチ学会、日本アレルギー学会、日本体質学会などの会長、名誉会員を務め、さらに日本癌学会、日本癩学会、日本内分泌学会などでも「重鎮」的存在であったとされる。リウマチやアレルギー性疾患の研究では多くの業績を残している。(2) 鈴江がハンセン病の研究に取り組んだのは主として熊本医大在職中であった。

鈴江の回想によれば、はじめてハンセン病の研究に関わったのは、一九二四年、京都帝国大学を卒業して病理学教室に入ったときであった。鈴江は、師の藤波からハンセン病患者の胃癌の組織標本を示され、「癌と癩」という研究課題を与えられた。その標本は大島療養所（現国立療養所大島青松園）所長の小林和三郎から寄贈されたものであった。しかしそのとき、鈴江は研究を完成することができなかった。その鈴江がハンセン病の研究に精進するようになったのは、一九二七年に、本妙寺のハンセン病患者集落や回春病院、九州療養所のある熊本に赴任したからである。赴任の際、鈴江に「熊本へ赴任する以上は、その土地でなければ出来ないものを手掛けて、他で真似の出来ない特色を発揮しなければならない、それには癩という好い研究対象がある」という言葉を贈ったのは病理学教室の主任清野謙次であった。

熊本医大では、病理学教室に九州療養所医長上川豊、回春病院医長神宮良一が在室していた。ここで、前述したように、鈴江は赴任から二年間で「約五〇～六〇例程の癩屍の蒐集を遂げ、殊にその大部分は骨の製作を完遂し、珍らしい癩患者の骨骼蒐集が出来上つた」のである。鈴江は「この貴重な癩患者骨骼のCollectionは、当時熊本大学を訪れる医学界の名士に余自身常に鼻高々と供覧誇示した」というが、骨格標本作製の目的は「骨骼計測を行つて、癩の体質的研究に資する」ことにあった。しかし、結局、研究はまとまらず、鈴江は、「これが完遂されていたならば、世界でも比類のない珍らしい貴重なDataが出ていたことと思うのであるが、惜しやこれは僅に頭部の計測をすませて昭和六年の日本病理学会に簡単な報告をしたゞけで、今次戦災の厄に遭い一切烏有に帰してしまつた」と慨嘆している。(3)

ここで、鈴江が述べている「昭和六年の日本病理学会」でおこなった「簡単な報告」というのが、熊本医大病理学教室の同僚永瀬寿保との共同研究「癩の体質的研究」であるが、それ以前に、一九二九年、鈴江は上川豊との共同研究「癩患者の体質的観察」を発表している。そこで、まず、上川との共同研究から検討していく。

冒頭、鈴江らは、ハンセン病は「其伝染力ガ極メテ稀薄ナモノデアツテ、其疾病ノ発現ニハ素質ノ介助ヲ待ツコト多キモノナルコトモ夙ニ唱導セラレテヰル」と述べ、ハンセン病発症に影響する「素質ノ一端」を明らかにし、具体的には、同一のらい菌から神経癩、結節癩という異なる病状がなぜ現れるのかを考察したいと研究目的を提示した。この研究対象としたのは、九州療養所の患者五〇六名の肋骨で、その方法はすべて生体測定であった。

鈴江らは、とくに患者の肋骨下角（左右の肋骨弓の間にできる角）に注目し、「癩患者ノ肋骨下角ハ鋭角デアツテ、明ニ狭痩体質ニ属セシムベキ」という結論を導き出した。そして、こうした特徴は結核患者にも見られるとして「結核及ビ癩ハ相似体質ニ発現スルコトトナルノデ在ツテ此点カラノミ考察スレバ癩ハ結核ヲ併発シ易イト見テ可ナリデアラウ」とも述べている。そして文末では「体質的標徴トシテ余等ノ撰ンダ此肋骨下角ノ測定ニ依ツテ、癩発病以前ニスラ遡ツテ其体質ヲ推知スル手段ヲ与フルモノトイフベキデアツテ、頗ル有意義ナル研究方法デアルコトヲ示シテヰル」と、ハンセン病を発症しやすい体質を発症前に知ることができると研究の意義を自賛した[4]。

ただし、鈴江は、一九二七年の段階で、九州療養所長の河村正之の「好意」により入手した同療養所の患者遺体二四体（この遺体が骨格標本になったと推測される）を解剖した結果、「直接死因としての結核症を発見することが意外に僅少」であり、わずかに三例であったことをあげ、「類似体質に発すべき癩と結核との合併が、前述の如く僅少であることは何等か両者の間に反発的の関係でもあるのではあるまいか」とも述べているので[5]、「癩ハ結核ヲ併発シ易イ」という結論は、鈴江自身にとり、まだ確立されたものではなかった。

その後、一九三一年四月五日〜七日に京都帝国大学医学部病理学教室で開催された第二一回日本病理学会総会（会長清野謙次）で、鈴江は永瀬寿保とともに「癩の体質的研究」を発表する。ここでも、研究の目的を「癩素因の本態が如何なるものなりやといふことを幾分なりとも究明せんとする」ことであると明言、さらに言葉を継いで「今回茲に発表せんとするものは其材料が特種なる為、余等の所期する以外の所産も得られた」と述べている。「特種」な材料とはすなわち、ハンセン病患者の頭蓋骨である。

鈴江らが扱った頭蓋骨は二九個で、「殆んど全部九州地方住民よりのものゝみ」であったというから、九州療養所から入手し、骨格標本にされたものと判断できる。この頭蓋骨にさまざまな計測をおこない、一般の九州在住の日本人の数値との差異を求め、それをもってハンセン病患者の特徴とみなすという論法がとられるはずであった。が、鈴江らのもとには比較するに十分なだけの九州在住の日本人の測定値が用意されていなかったため、暫定的に清野謙次の指導の下、京都帝国大学医学部がおこなった畿内日本人の頭蓋骨調査の数値と比較している。その結果、「癩患者頭蓋骨に於いては顔面骨の委縮著明であり、殊に鼻口腔の如きに至ては其骨辺縁部の磨滅吸収も亦著明である」という結論を導き出している。そして「此頭蓋骨に就ては尚報告すべき多くの部分が残されてゐる。余等は尚多数の骨格を蒐集しつゝあるから、其等の計測数値をも加へて他の残されたる諸問題と共に更に来るべき年の本会に於て演べ度い」と今後への展望を示し、報告を終えた(6)。

このような今後の研究への期待をほのめかす姿勢、そして研究発表が「癩の体質的研究(第一回報告)」と銘打たれていた事実を考慮すれば、次回の研究発表において鈴江らの言う「所期する以外の所産」についても論究されるはずであった。しかし、次回の発表はなかった。理由は鈴江らの説は日本癩学会でも批判され、ハンセン病患者の骨格計測による体質の解明は成果を期待されなかったからである(7)。前述したように、鈴江自身、ハンセン病患者と結核患者の体質の類似性については相反する発言をしているし、骨格計測の数値の比較についても緻密さを欠くことを鈴江自らが認めている。まだ完成された学説ではなかったのであり、鈴江も以後、ハンセン病患者の骨格計測により体質的特徴を明示しようとする研究を進めることはなかった。結果、蒐集された骨格標本は頭蓋骨以外の計測、研究もなされず、単なるコレクションとして放置され、戦火のなかで焼亡した。

しかし、鈴江のハンセン病の体質研究は断続的に続けられた。一九四一年、鈴江は、ハンセン病の体質論に関する研究史を総括し、「今日の癩に対する社会的通念は十年前のそれよりも確に高い。我々は徒に小児病的杞憂に捉はれることなく、大いに「癩と体質」の問題に向つて厳粛なる科学のメスを加ふべきであらう」と述べている(8)。この「小児病的杞憂」とは、文脈から解釈すると、ハンセン病と体質の関係を論じることはハンセン病を遺伝病とする誤解を生じかねないから自粛するべきだという主張を指す。鈴江は、そうした過去の議論にとらわれず、ハンセン病と体質の関係の研究を深めるべきだと主張した。

ただし、鈴江の関心は患者の骨格からは離れていた。一九四三年、鈴江は宮崎松記と共同で、「菊池恵楓園に収容せられてゐた癩患者の死後剖検によつて得た」三一例の「癩屍心臓」についての研究を発表するが、(9)鈴江は、その回想の最後で「余はすでに癩心臓や脚気心臓にアレルギー性組織反応なるリウマチ結節を見出している。この両者の連がり、そうしてその連がりの分析、それが今後の余に負わされた大きな課題の一つである」と述べているように、以後の鈴江の研究は、「癩アレルギー」すなわち、ハンセン病とアレルギー体質の関係の解明に収斂していく。(10)鈴江は、熊本医大病理学教室では、菊池恵楓園と協力のうえ、「癩屍心臓に於けるロイマ結節に引続き、癩性アレルギー性肋膜炎、癩性アレルギー性腎炎等の研究を進展せしめ、相当興味ある成績を挙げた」と自負していた。(11)

鈴江は一九四七年に京都大学に転出してからも、菊池恵楓園の五五体の解剖所見を通覧し、ハンセン病と全身性類澱粉症（線維状の複合タンパク質のアミロイドが全身に沈着して起こる疾患）との関連に注目し、「癩をして全身性類澱粉症好発性疾患の一つに数えたい」と主張、(12)さらに一九五三年、第二六回日本癩学会総会で特別講演をおこない、菊池恵楓園、大島青松園から供与された遺体一九一体の心臓、肝臓、脾臓、腎臓の剖検例に基づき、「アレルギー素質なるものの根底にはビタミン欠乏、栄養不良等が重要な因子として横たわつているものであり、これが癩アレルギーの発現に重大な影響を与えている」と述べるなど、(13)ハンセン病と体質との関係を論じ続け、また、若手研究者を指導した。(14)

こうした鈴江の研究の過程で、一九二四～五四年の三〇年間で解剖した結核患者の遺体は一五〇〇体、ハンセン病患者の遺体は一五〇体にも及んでいる。結核患者の解剖数は標準的だが、ハンセン病患者の一五〇体という数字は病理学者としては「一寸珍しい異例」であり、これが可能となったのは熊本医大時代に九州療養所―菊池恵楓園と「適時密接な連絡を保っていたから」に他ならないと鈴江は述べる。ただし、鈴江は解剖した「英骸」への感謝を口にはするが、放置し焼亡させた骨格標本については沈黙する。[15]

ここで、鈴江のハンセン病研究の過程を振り返れば、そもそも研究に着手したのは京都帝国大学時代の師藤波鑑から「癌と癩」の研究課題を提示されたことが契機であった。しかし、このとき、鈴江はこの研究には熱意を示さず、その後、熊本医大に転出する際、清野謙次から勧められてハンセン病研究に取り組んでいった。すなわち、鈴江をハンセン病研究に向かわせたのは藤波ではなく、清野であった。ここに、鈴江が当初、ハンセン病患者の骨格に注目し、多くの骨格標本を作製した理由が見出される。次に、当初、鈴江が骨格にこだわり、骨格標本を作製した背景について検討したい。その際、注目するべきは清野謙次の存在である。

第二節―優生学と骨格標本

清野謙次は一九二一年から京都帝国大学医学部の微生物学講座の教授となり、一九二四年からは病理学講座の教授も兼任していた。その一方では考古学や人類学にも関心を持ち、貝塚の発掘もおこない、岡山県の津雲貝塚から出土した人骨を測定し、アイヌ民族と縄文時代の日本人に特別な近似性がないことを証明しようともしている。そして、そのために一九二四年には樺太に出かけ、アイヌの墓を暴き五二体の人骨を掘り出している。[16] 清野はまた、微生物学教室の門下から石井四郎をはじめとする七三一部隊の軍医を輩出したことでも知られる。[17]

骨格標本問題で『熊本日日新聞』の取材を受けた常石敬一は、「『七三一部隊』もハンセン病患者の骨格標本問題も医学倫理を無視する同じ土壌から生まれたもの。戦前・戦中の医学倫理問題について日本の医学界はきちんとした反省をしておらず、戦後も関係者が要職に就くなど責任の所在はうやむやのままになっている。骨格標本問題も過去のこととして終わらせず、現代の医学界の体質にもつながる問題として捉えるべきだ」と述べているが（『熊本日日新聞』二〇一三年五月二六日）、ハンセン病患者の骨格を計測して、その特徴を数値化し、ハンセン病を発症する体質を定義づけようとした鈴江懐の行為は、清野のアイヌ民族の骨格研究の方法を踏襲したものであり、自己の学問的関心からハンセン病患者の遺体を標本化し関心がなくなれば放置するという姿には、人体実験や生体解剖を平然とおこなった七三一部隊の医師たちのそれが投影される。

ただ、当時、ハンセン病患者の骨格に関心をいだいていたのは鈴江とその共同研究者のみだけではなかった。東京の全生病院でも患者の骨格標本が作製されていた。一九〇九年に開設された全生病院では、一九一一年に火葬場ができるまでは、この間に死亡した約八〇名の患者の遺体は土葬されるか、野天で焼かれていた。さらに、一九二三年九月、関東大震災で火葬場が崩壊したため、翌年三月に新火葬場が完成するまでは、穴を掘り野天での火葬がおこなわれた。一九三〇年に墓地を移転するため遺骨が掘り起こされるが、その際、複数の医師が看護士に「いい仏さんがあったら取っといてくれ」と依頼し、「五体満足な人骨」は看護士により持ち去られ、医師に渡され、標本とされた。その看護士は医師たちから「大いに喜ばれた」という[18]。

一九三三年、全生病院長林芳信は、全生病院で死亡した八体の解剖、および六名の患者へのレントゲン検査をもとに、結節癩患者の頭の皮膚下に浸潤、結節などがあり、頭蓋骨では前頭部や頭頂部に骨表面の凹没や骨質の粗鬆、骨膜性肥厚などの「癩性変化」が生じていると結論付けている[19]。また、同時期、林は全生病院の患者一八〇名の手足と指のレントゲン検査をおこない、ハンセン病による骨の変化を調べている[20]。

林は一九三九年八月、第一三回日本癩学会総会で、「親子及同胞癩患者の観察」と題する研究発表をおこない、ハンセン病を発症しやすい体質の遺伝について触れているように、[21]鈴江同様、ハンセン病と体質の関係を重視する立場にあった。しかし、鈴江同様、解剖して頭蓋骨を調べているとはいえ、林はハンセン病による骨の変化を明らかにすることが目的であり、体質の解明を目的とした鈴江とは頭蓋骨検査の趣旨が異なっている。

なお、桜井方策も全生病院医官であった一九二七年に、全生病院の入所患者五〇二名に対する体重、身長、尋長(両手を広げた長さ)、頭長、頭囲、頸囲、胸囲、肩幅、腰幅、上半身長の生態計測を実施し、患者に体型の変化を生じさせる原因は内分泌の関係にあるとの推測を示している。[22]桜井は、ハンセン病と体質の関係については慎重であり、むしろ、患者の体格や骨格については病気による発育不良にともなう変化として理解していた。桜井はハンセン病患者の体格上の特徴に関心を持ったとはいえ、鈴江とは大きく異なる視点からの研究であった。

このように、林や桜井の研究と比較しても、鈴江らの研究は、当時のハンセン病研究全体のなかで、独自性を持っていた。むしろ、鈴江らの研究との共通性を求めるなら、当時のハンセン病研究ではなく、清野謙次に連なるアイヌ民族研究であろう。

日本における優生政策の実施を求める急先鋒であった日本民族衛生学会が、アイヌ民族に対する調査に着手したのは、一九三二年の夏、同学会常務理事の古屋芳雄(千葉医科大学)が北海道を視察旅行し、「アイヌの戸口調査」を実施してからである。以後、「絶滅に瀕せるアイヌ民族の体質、衰亡の原因、混血問題等の重要事項を調査研究し、世界の学会へ発表せん」と研究を開始し、この調査には、アイヌ民族絶滅の危機の原因の解明が「吾等大和民族の隆々たる発展への何等かの参考資料」となるかもしれないとの期待が示された(『北海タイムス』一九三三年八月二七日)。こうして、一九三四年七月、北海道沙流郡平取村で第一回調査が開始されるが、全体の調査に先立ち、五月下旬から渡島支庁管内の八雲町遊楽部《ユーラップ》浜でアイヌの墓地から完全な人骨一三一体が発掘され、その計測が実施された。この調査について、日本民族衛生学会は「活きた材料による優生学的研究の結果は吾等文化民族の将来の発展進化の上に大きな波紋を画かしむ他山の石であり、警世的炬火を投ずるもの」と自賛した(23)。墓を発掘した児玉作左衛門（北海道帝国大学）は、発掘は決して盗掘ではなく、地元のアイヌ民族の了解をとり、発掘後は墓標を建て、アイヌの信仰に基づいて供養したと弁明するが、その一方で、墓の発掘に反対するひとびとを「迷信深い古老」「頑迷なる古老」と蔑視している(24)。それはまさに、「優等民族」と自負する学者からの「劣等民族」とみなしたひとびとへの優生学の視線である。

児玉らは、アイヌ民族を滅亡に向かう民族とみなし、優生学の研究対象として、その墓を暴き、埋葬されていた遺骨を骨格標本として持ち去り、さまざまな計測をおこなって、その「劣等」性を実証しようとした(25)。これは鈴江がハンセン病患者の骨格を標本化して計測を試みたことと同様の行為である。当時、ハンセン病も民族の質を低下させる疾病として優生学の研究対象となっていた(26)。そして、また鈴江が、ハンセン病の発症に体質が関係すると考え、それを骨格の特徴から証明しようとしたことも、優生学に通じる発想である。第一章でも述べたように、当時はハンセン病をめぐる体質論の研究が盛んであった。そうした研究の一環としても鈴江の研究は位置付けられる。

しかし、鈴江の、ハンセン病は特定の体質の者に発症しやすいという認識は、ハンセン病研究の歴史のなかでは決して珍しいものではなかった。すでに第一章で述べたように、小笠原登も同様の認識であった。それどころかハンセン病患者の絶対隔離政策を推進させた光田健輔も、東京市養育院医官であった一九〇六年、すでに「癩病に犯され易き体質」の存在を認めていた(27)。このように、ハンセン病を遺伝病とする認識が否定され感染力を誇大に宣伝して隔離政策が進められていく過程において、ハンセン病を発症しやすい体質の存在と、その体質の遺伝を認める知見は医学界に存在した。そして、それは鈴江がハンセン病患者の頭蓋骨を測定した研究を発表した一九三一年においても、顕著であった。

一九三一年三月一日、第四回日本癩学会総会の席上、外島保養院長村田正太は、「癩の遺伝説に対する批判」と題し、ハンセン病と体質の関係や、その体質の遺伝を論じることを批判した。村田の批判は学問上からではなく、こうした学説はハンセン病を遺伝病と誤解させるおそれがあるという政治的判断からなされたものである。これに対し、大島療養所長小林和三郎は臨床例を基にハンセン病は伝染性疾患ではあるが、その感染には体質が影響すると反論した[28]。

そして、その後も、ハンセン病と体質の関係を重視する研究は続けられ、北部保養院長中条資俊は、小笠原と同様に「感受素因を持つてる場合に伝染が成り立つに過ぎない」とまで言い切り[29]、栗生楽泉園長高島重孝も「癩ノ罹患ニ対シ、遺伝的素質ノ軽視スベカラザルコト」を指摘している[30]。前述したように、全生病院長林芳信もハンセン病に罹患しやすい体質の遺伝について認めている。絶対隔離を推進した国公立のハンセン病療養所の所長たちの間でも、ハンセン病発症に体質が深く関わると考える者は決して少なくなかったのである。鈴江懐もまた、そうしたハンセン病研究の流れのなかにあった。鈴江はその体質の特徴を最初は骨の異常に求め、その後、アレルギー体質に求めていったことになる。

第三節——解剖と標本化の倫理

二〇一〇年七月、大島青松園で、海中に捨てられていた解剖台が引き揚げられた。一九八五年頃に捨てられたものとみられる（『毎日新聞』二〇一〇年七月一九日）。ハンセン病患者の多くは隔離されたとき、解剖を強制的に承諾させられたが、多くの患者の遺体を解剖した台を平然と海に捨てるという行為に、療養所当局が患者の遺体をどのように扱っていたかが象徴的に示されている。国公立のハンセン病療養所で患者が死亡すると、医師は当然のように遺体を解剖し、標本を作製した。

光田健輔は、東京市養育院医官の時代、院の規則を破ってハンセン病患者を無断で解剖したことを晩年、悪びれることもなく回想している。[31] 光田のこの回想が公表されたのは一九五〇年であるが、当時は、こうした事実を公表しても死者に対する冒瀆だとか、医の倫理に反するなどとは認識されず、光田への社会的評価をいささかでもおとしめることもなかった。この翌年、光田には文化勲章が授与された。

光田はまた、養育院時代、学会にこの解剖記録を公表し、そこでは解剖した患者名を実名で記し、「余カ畏敬スル上長官ノ寛容ナル許可ヲ得テ材料ノ条件ニ満足スルヲ得タリ、余カ材料ハ屍後遅クトモ十時間ヲ出デズ」と、死後まもない遺体を解剖できた喜びを綴っている。[32] 墓地及埋葬取締規則では、死後二四時間を経過しなければ遺体の埋葬、火葬を禁じている。理由は死者の蘇生の可能性があるからである。これに対し、光田は死後一〇時間以内の死体を解剖していると明言しているが、それが事実なら、明白な違法行為である。[33]

患者の遺体を「材料」と呼ぶ意識は、ハンセン病に関わった医師のみのものではないだろうが、少なくとも、ハンセン病患者の遺体は格好の研究「材料」として解剖された。おおぜいのハンセン病患者が隔離されている療養所は、ハンセン病を研究する医師にとり自由に解剖対象を確保できる場であった。

一九三八年、第一二回日本癩学会総会で特別講演をおこなった全生病院長林芳信は、「我が全生病院に於ては開院以来不幸にして死の転帰を取りましたる患者の死体は殆んど総て解剖を行ひ病理の研究に資せられて居り」、一九三八年九月までのその総数は一二六〇体に及ぶと述べている。この林の発言から、あらためて全生病院でも隔離され死亡した患者は大部分が解剖されていた事実が確認される。解剖の目的は臓器や骨の「癩性変化」の検査にあり、林は「骨の剖検に際しては主として頭蓋骨」を検査したと述べてはいるが、それも頭蓋骨の「癩性変化」を確かめるためであった。また、林は、一二六〇の剖検例のうち、「記載の明瞭を欠ぐ《ママ》もの及び初生児小児等の非癩者を除」いたものが一二〇〇例あるとも述べている。[34] すなわち、林は、全生病院では「初生児小児等の非癩者」も解剖されていたことを示唆している。この「初生児小児等の非癩者」とは、まさしく強制堕胎された胎児や出生後、「死産」と処理された嬰児殺の疑いもある患者の子どもである。すくなくとも全生病院では、「癩性変化」の検査という目的には当てはまらない「初生児小児等の非癩者」も解剖されていたことは間違いない。国公立のハンセン病療養所における解剖は奔放におこなわれていた。こうした奔放な解剖の結果として骨格標本が残されたのである。

熊本医大に赴任した鈴江懐が、熊本には「本妙寺の癩部落がある。黒髪のリーデルさんの回春病院がある。郊外3里には菊池の九州療養所がある。やろうと思えば、手の届く所に材料は豊富にあった」との喜びを語り、研究もしないまま放置した骨格標本を「当時熊本大学を訪れる医学界の名士に余自身常に鼻高々と供覧誇示した」と公言できた意識も、[35] 光田や林らのそれに通じるものである。両者に問われることは、まさに〝医の倫理〟〝学の倫理〟である。

一九五〇年八月四日、岡山県にある邑久光明園で前日に死亡した患者の解剖がなされ、同日付で同園医師稲葉俊雄より、西大寺保健所に「死体解剖届出書」が提出されている。しかし、この書類にはもうひとつ前日付の「遺族の諸否確認不能証明書」が付されていて、そこには「死体の解剖を特に必要と認める理由」として「死因の確認と癩の研究」と記され、さらに「遺族が遠隔の地に居住している為諸否の判明するのを待っていては解剖の目的が達せられない」との理由で「右の死体については遺族の承諾がなくてもその解剖が必要であることを証明する」と明記されている。この書類には稲葉とともに園長の神宮良一も署名捺印していた。[36]この患者の遺族は滋賀県在住であったが、稲葉は「遠隔の地」という理由で連絡をせず、「癩の研究」という大義を掲げ遺体を解剖した。滋賀県は、岡山県から「遠隔の地」になるのだろうか。ハンセン病療養所では、こうした理由により、医師による恣意的な解剖がまかり通っていた。

では、ハンセン病患者の解剖、標本化の目的は何であったか。もちろん、病気により組織がどのように変容しているか、内臓のどの部分にらい菌が増殖しているかなどを確認したことは、多くの解剖事例の報告に明らかである。しかし、それだけではない。大島療養所長小林和三郎は、解剖した六〇体の事例に基づき臓器の変容や臓器におけるらい菌の存在について論じるとともに、「死産或ハ人工流産ニヨリ得タル癩患者胎児」一二体の「内臓及各臓器ヲ精細ニ亙リ病理組織学的ニ観察シタ」結果として「今茲ニ癩ノ感染ニ連関シ記述シ置クベキハ癩患者胎児ノ内臓々器或ハ皮膚組織内ニ癩菌ノ寄生セルコトナリ」と強調し、「癩菌ノ胎盤通過ニヨル胎盤伝染」の可能性に言及した。[37]「人工流産」とは強制堕胎に他ならない。国公立のハンセン病療養所で多くの胎児が強制堕胎され、場合によっては出産後に殺害され、そうした胎児や新生児が標本化された、いわゆる「胎児標本問題」の背景には、こうした胎盤感染を解明しようとした意図も働いていた。まさに、医師たちの個々の研究課題を満足させるために、ハンセン病患者とその胎児、新生児は解剖され、標本化されたのである。鈴江懐による骨格標本の作製もまた、そうした「胎児標本」作製と一体の行為としても理解されるべきである。

おわりに

小笠原登と鈴江懐には、ハンセン病の発症は体質により影響されるという共通した医学的知見があった。

小笠原は、それゆえ、すべての患者を生涯にわたって強制隔離する絶対隔離政策に反対し、癩予防法に違反しないように慎重に配慮しつつ、患者を絶対隔離から守った。一方、鈴江は体質の特徴を究めようと絶対隔離政策を利用し、患者の遺体を恣意的に標本化し、その後、放置した。ふたりは共通した医学的知見をいだきながら、ハンセン病患者に対する姿勢は一八〇度と言っていいほど異なった。戦後のハンセン病医学界では、鈴江は「重鎮」とされる権威となり、小笠原の医療実践は顧みられなかった。前述した常石の戦前・戦中の医療倫理への無反省という指摘が、単に七三一部隊の問題だけではなく、ハンセン病医学にも当てはまるのである。

骨格標本にされ、戦火のなかで焼亡し、骨になっても故郷に帰れぬどころか、菊池恵楓園の納骨堂にさえ入ることができなかったひとびとの存在は、まさにハンセン病患者に対する隔離政策がもたらした差別と虐待の象徴である。そして、それは遠い過去の問題として記憶されるべきではない。二〇一三年五月、『熊本日日新聞』をはじめ新聞各紙が報道するまで、この問題を熊本大学医学部も菊池恵楓園も、自らの〝医の倫理〟〝学の倫理〟として顧みようとしてこなかったことも重視しなくてはならない。

骨格標本については、どのような手続きで、遺体が九州療養所から熊本医大に移されたのか、標本化には患者本人、遺族の同意を得ていたのか、骨格標本が十分な研究もなされず、コレクションとして放置されたことについて、熊本医大、熊本大学医学部、そして日本癩学会の後身、日本ハンセン病学会はなぜ自らの手で明らかにできなかったのか、「胎児標本」が問題化したとき、熊本大学医学部では骨格標本作製がなぜ、問題とされなかったのか、そうした多くの疑問が生じる。二〇一三年六月、文部科学省は、墓地などから発掘収集されたアイヌの遺骨は国内九大学で一六三五体が存在しているとアイヌ政策推進会議に報告しているが（『朝日新聞』二〇一三年八月三日）、ハンセン病患者の骨格標本についても、文部科学省・厚生労働省と日本ハンセン病学会は真摯な検証をおこない、前記の疑問を解明する責を負っている。それを果たすことによってのみ、国とアカデミズムは、絶対隔離政策への償いを示し得るのである。

◉註

（1）ただし大谷は、らい予防法の廃止を検討するために厚生省が設置した「らい予防法見直し検討会」の場で、全国ハンセン病患者協議会会長の高瀬重二郎が癩予防法廃止に際し、国の謝罪と賠償を求める発言をした際、座長として恫喝ともとれる発言をして高瀬の要求を握りつぶしている。これは同検討会の議事録に明確に記されている。また、国賠訴訟での証言は隔離政策を許した自己の責任は認めても、国の責任には言葉を濁すものである。大谷は、自己がすべての責任を負うことで、国の責任を軽くしようとした。大谷に小笠原の精神の継承を求めることには無理がある。詳しくは、藤野『ハンセン病反省なき国家』（かもがわ出版、二〇〇八年）第二章を参照。むしろ、わたくしは、真に小笠原の精神を継承する医学者は小笠原の孫弟子に当る和泉眞藏ひとりであると認識している。和泉は国賠訴訟では、国立ハンセン病療養所大島青松園の現役医官でありながら、勇気をもって国策の過ちを指摘する証言をおこない、勝訴に貢献した。国家公務員として国とたたかった和泉の姿勢こそ小笠原の姿勢と重なるのである。

（2）林秀男「私の恩師　鈴江懐先生」（『臨床科学』二六巻一号、一九九〇年一月）、一二五〜一二六頁。

（3）鈴江懐「跋にかえて——癩研究の思い出とこれからの構想」（鈴江懐編『癩の病理知見補遺、その他』（皮膚科紀要編輯部、一九五一年）、五三〜五四頁。

（4）鈴江懐・上川豊「癩患者ノ体質的観察——肋骨下角ノ測定」（京都帝国大学医学部皮膚病学黴毒学教室『皮膚科紀要』一四巻四号、一九二九年一〇月）、三七〇頁、三七八〜三八〇頁。

（5）鈴江懐「癩と結核」（『鎮西医海時報』一〇号、一九二七年八月六日）、一〇頁。

（6）鈴江懐・永瀬寿保「癩の体質的研究（第一回報告）」（『日本病理学会誌』二一巻、一九三一年）、一四三〜一四四頁、一四七頁。

（7）後年、大阪帝国大学微生物病研究所癩治療研究部の桜井方策と西村真二は、一九三〇年の日本癩学会第三回総会の場で、鈴江らの主張に対し、「結核合併者をのぞいた癩患者についてのみ調査してみなければ、この説は承服出来ないと討論」があったと述べ、「以後は鈴江氏等も癩学会では此の説を述べてゐない」と回顧している（桜井方策・西村真二「癩の体質論をめぐりて」『大阪医事新誌』一三巻一一号、一九四二年一一月、二三頁）。
（8）鈴江懐「癩と体質」（『体質学雑誌』九巻三号、一九四一年二月）、三一九頁。
（9）鈴江懐・宮崎松記「癩屍心臓に於けるロイマ結節に就て」（『日本病理学会会誌』三三号、一九四三年）、一一九頁。
（10）鈴江懐前掲「跋にかえて――癩研究の思い出とこれからの構想」、五五頁。
（11）鈴江懐「癩性アレルギー性腎炎の研究（故岡田茂博士の業績抄説）」（鈴江懐編前掲『癩の病理知見補遺、その他』）、二九頁。
（12）鈴江懐「癩と類澱粉症」（『病室と研究室』五巻五号、一九四八年一二月）、二〇一～二〇二頁。
（13）鈴江懐「癩の病理、特にアレルギー素質の概念」（『レプラ』二二巻四号、一九五三年七月）、一八一頁、一八四頁。
（14）たとえば、秋庭達也・井原侚平・久野礼二「癩屍を中心とする類澱粉変性の統計的観察」（『日本体質学雑誌』一八巻四号、一九五三年一〇月）、岡恒雄「癩の病理知見補遺、特に栄養障碍と癩アレルギーとの関係に就て」（『日本体質学雑誌』一八巻五号、一九五三年一二月）など。
（15）鈴江懐・緒方維弘『結核と癩の生理及び病理』（医学書院、一九五五年）、六九頁。
（16）植木哲也『学問の暴力――アイヌ墓地はなぜあばかれたか』（春風社、二〇〇八年）、七二～七五頁。
（17）若田泰は、「七三一部隊に代表される人体実験などの非人道行為」が日本病理学会公認のもとでおこなわれていたと指摘している（「一五年戦争と日本病理学会――会誌にみる侵略戦争への加担とその責任」『民医連医療』三四八号、二〇〇一年八月、三七～三八頁）。
（18）多磨全生園患者自治会編『倶会一処――患者が綴る全生園の七十年』（一光社、一九七九年）、五二～五三頁。
（19）林芳信「頭蓋骨の癩性変化に就て」（『東京医事新誌』二八二九号、一九三三年五月）、一四頁、一九～二〇頁。
（20）林芳信「癩患者骨変化ノ「レントゲン」的研究」（『実践医理学叢書』一六巻、一九三三年五月）。
（21）「第一三回日本癩学会学術演説抄録」（『レプラ』一一巻一号、一九四〇年一月）、一二二～一二三頁。

(22)桜井方策「癩患者ノ体格及発育ニ就テ」(『皮膚科及泌尿器科雑誌』二八巻四号、一九二八年四月)、四三二～四三三頁、四五〇～四五一頁。
(23)「アイヌ調査会の第一回調査」(『民族衛生』三巻六号、一九三四年九月)、一〇一～一〇二頁。
(24)児玉作左衛門「八雲遊楽部に於けるアイヌ墳墓遺跡の発掘」(『北海道帝国大学医学部解剖学教室研究報告』一輯、一九三六年一一月)、二～三頁、一三～一四頁。
(25)児玉のアイヌ民族の墓地発掘と遺骨持ち去りの全体像については、植木哲也前掲書、九五～一三一頁を参照。
(26)詳しくは、藤野豊『日本ファシズムと医療』(岩波書店、一九九四年)第三章、第五章を参照。
(27)光田健輔「癩病患者に対する処置に就て」(『養育院月報』五九号、一九〇六年。藤楓協会編『光田健輔と日本のらい予防事業』、同協会、一九五八年)、二九頁。
(28)「第4回癩学会記事抄録」(『レプラ』二巻二号、一九三一年六月)、六一～六二頁。
(29)中条資俊「癩伝染の径路に就て」(『公衆衛生』五二巻六号、一九三四年六月)、一一頁。
(30)高島重孝「癩ノ素質ト家庭内伝染ニ就テ」(『慶應医学』一九巻一一号、一九三九年一一月)、八〇頁。
(31)光田健輔『回春病室』(朝日新聞社、一九五〇年)、一五～一七頁。
(32)光田健輔「癩病ノ中枢神経系ニ於ケル病理解剖知見増補」(『神経学雑誌』六巻六号、一九〇七年九月)、一〇頁。
(33)末永恵子は、満洲事変下、満洲医科大学では処刑された「匪賊」の遺体を処刑直後に解剖していた事実を明らかにし、その違法性を指摘している(末永恵子「一五年戦争期の大学における医学研究――旧満洲医科大学を事例として」『日本の科学者』四三巻二号、二〇〇八年二月、一七～一八頁)。
(34)林芳信「癩屍剖検一二〇〇例に就ての総合的観察」(『レプラ』一〇巻一号、一九三九年一月)、二七～二八頁、三三頁。
(35)鈴江懐前掲「跋にかえて」、五三～五四頁。
(36)「死体解剖届」「遺族の諾否確認不能証明書」(邑久光明園所蔵。『近現代日本ハンセン病問題資料集成』補巻一四、不二出版、二〇〇七年所収)、五五頁。
(37)小林和三郎「癩疾患」(『医学輯覧』五〇号、一九二九年九月)、四頁。

第六章

国立豊橋病院における小笠原登

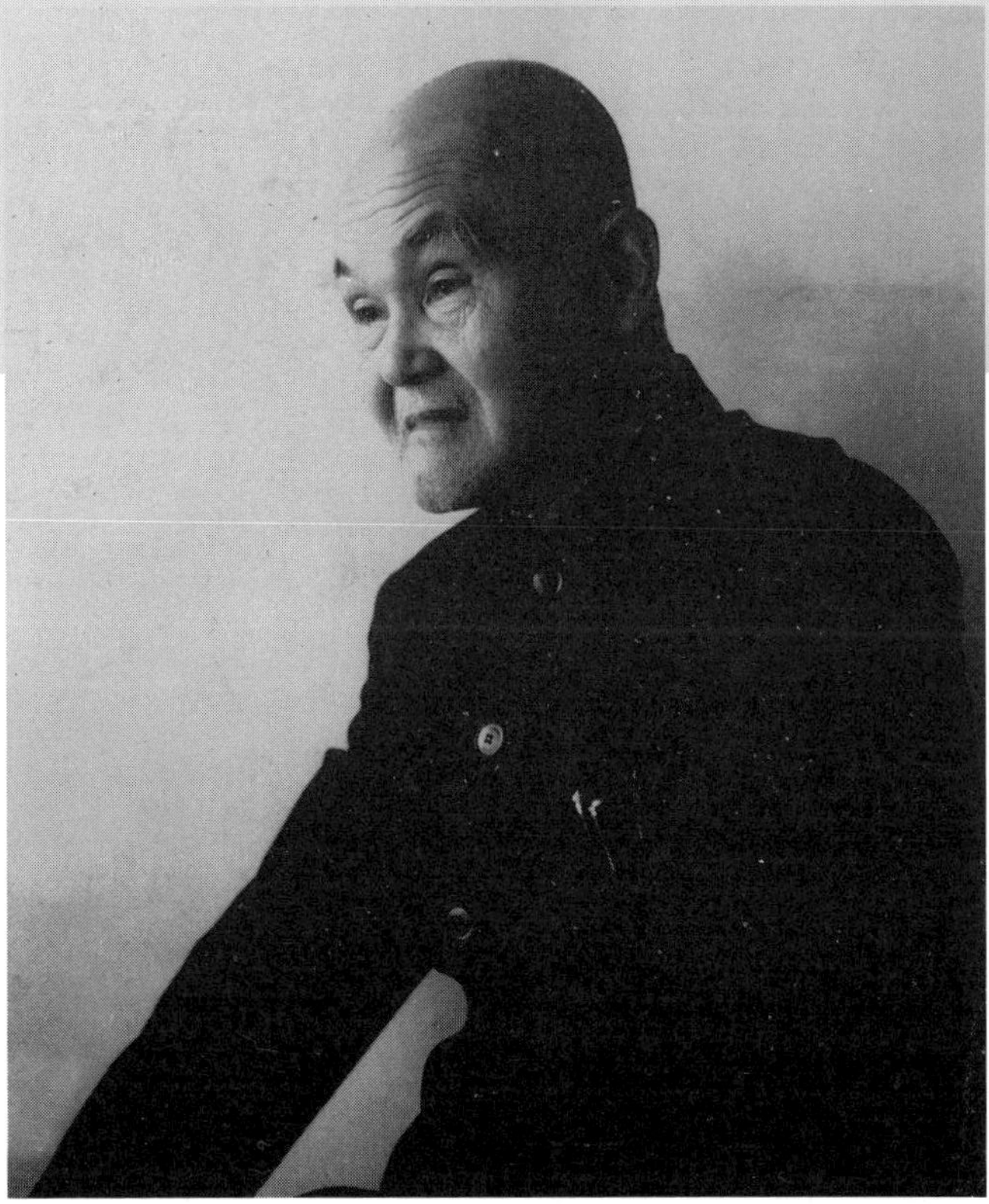

晩年の肖像

はじめに

小笠原登は、一九四八年、京都大学を退職し、国立豊橋病院に移り、一九五五年まで勤務した。この時期、小笠原は、国立豊橋病院皮膚科の医師として勤務する傍ら、週末には甚目寺町の圓周寺に帰郷し、そこでハンセン病患者の治療をおこなっていた。圓周寺における患者の治療については、実際に治療を受けた井上茂次からのききとりなどでその概要を知ることはできるが[1]、豊橋病院における治療についてはほとんど明らかになっていない。豊橋病院はハンセン病の専門病院ではない。当然、小笠原はさまざまな皮膚科の患者の治療に当たっている。では、豊橋病院ではハンセン病患者の治療をおこなわなかったのか、というとそうではない。小笠原は豊橋病院においてもハンセン病患者の治療をおこなっていた。しかし京都帝国大学医学部附属医院皮膚科特別研究室（皮膚科特研）のときとは異なり、これが病院全体で問題とされ、小笠原の立場は苦しくなる。小笠原は、豊橋病院ではじめて自分の進退を賭けて絶対隔離政策と正面から対決せざるを得なくなる。「日記」には、こうした小笠原の苦悩も描かれている。

「日記」が記録された一九五一〜五四年は、癩予防法がらい予防法に改定され、絶対隔離がさらに強化されていく時期である。この時期、小笠原が、どのようにハンセン病患者に対したのか。「日記」は、これまで知られていなかった豊橋病院における小笠原の活動についても多くの事実を教えてくれる。本章では、こうした「日記」の記述に基づき、戦後も続くハンセン病絶対隔離政策に対する国立豊橋病院時代の小笠原の抵抗の軌跡を明らかにする。

第一節――戦後のハンセン病絶対隔離政策の論理

まず、「日記」に記された一九五一～五四年の小笠原登の言動を追う前提として、戦後もハンセン病絶対隔離政策を維持した論理について述べておく。プロミンなどによる化学療法が普及していくにもかかわらず、無癩県運動が展開され、絶対隔離が強化されていくということは、矛盾しているように考えられる。しかし、事実上、ハンセン病患者は、療養所に隔離されるしか十分なプロミンの治療を受けられないという現実があった。プロミン治療を隔離受容の手段としていたのである。絶対隔離論者は、どのような論理でこの手法を実行したのか。長島愛生園長光田健輔は、朝鮮戦争で朝鮮半島から日本にハンセン病患者がおおぜい密入国してくると主張して「韓国癩」の恐怖を煽り、あるいは菊池恵楓園長宮崎松記は、戦地でハンセン病に感染した元兵士たちが今後、多数、発症するだろうと「軍人癩」の恐怖を煽り、それぞれ絶対隔離政策維持の根拠とした。以下、このふたりの論理を検証する。

まず、光田健輔が強硬に隔離政策に固執したのは、強制断種、強制堕胎により患者の子孫を絶つためには、絶対隔離が必要であるという認識を前提に、さらに治安対策的判断が働いたからである。その治安対策的判断とは、まず、隔離に反対する戦後の療養所入所者自治会運動への警戒があげられるが、もう一点、朝鮮半島からの密入国患者への警戒を指摘しなければならない。

一九四九年三月六日、長島愛生園において開かれた癩病理講習会の場で、光田健輔は「現今も全羅南北道から日本に来てゐる患者は相当であります。目下10人の収容があるとその内1人は朝鮮人の割合ですが実に大問題であります」「鮮人がどんどん入つて来てゐることは厚生省も考へていただきたい」と講演していた。(2)

一九五〇年二月一五日、光田は、多磨全生園長林芳信、栗生楽泉園長矢島良一とともに、第七回衆議院厚生委員会に政府の説明員として出席、ハンセン病療養所の現状について説明している。そのなかで、光田は「憲法発布になりましてから、懲戒検束の規定も取り消しになつたので、今はほとんど制裁することができないような状態」であると嘆いた後、一月に栗生楽泉園で起きた入所者間の殺人事件で加害者・被害者のなかに朝鮮人がいたことをあげ、「癩刑務所」の必要を示唆するとともに、朝鮮半島から日本に密入国するハンセン病患者が多いことを強調、「近来療養所の八千三百人の日本人は、おかげさまでおちついてはおりまするが、人を殺すことを何とも考えないような朝鮮の癩患者を引受けなければならぬという危険千万な状態にありまして、患者の安寧秩序が乱され、また職員も毎日戦々兢々としてこれらの対策に悩んでおるような状態でございます」と説明を締めくくった。この発言は、光田の朝鮮人への差別感を露呈するものであるが、こうした認識が厚生省に反映し、隔離政策の強化に向かわせた。(3)

同年六月二五日に朝鮮戦争が勃発するが、光田は戦争に向かう朝鮮半島の不穏な状況下、日本に密入国する韓国・朝鮮人のハンセン病患者のさらなる増加を予測しているのである。光田にとり、隔離を強化し、療養所内での入所者管理を徹底することこそが喫緊の要務であり、軽快者の退所を認めて、隔離政策を緩和するなど、およそ考えの及ばないところであった。

その後、朝鮮戦争の渦中の一九五一年五月一八日、光田は第一〇回国会衆議院行政監察特別委員会に証人として出席している。この日の証人喚問のテーマは朝鮮半島からの密入国問題であり、光田は、ここでも朝鮮半島には二万人ないし二万五〇〇〇人のハンセン病患者がいて、「年々内地に移動している」と述べ、日本国内に密入国した患者数を七〇〇人と推定し、そのうえで、現状ではそうした密入国患者への取り締まりが不十分であると訴えた。(4)

この光田の証言内容は事実であったのであろうか。光田が証言した衆議院行政監察特別委員会では、三月二七日にも、出入国管理庁第一部長の田中三男が、この問題について証言しているが、その内容は出入国管理庁で扱った密入国のハンセン病患者は二名にすぎず、おおぜいのハンセン病患者が朝鮮半島から日本に密入国するということは「風評」「うわさ」であるとするものであった。(5)

一九五一年一一月二七日、出入国管理庁長官鈴木一は、光田に対し「韓国の癩患者調」という報告をおこなっている。しかし、そこには朝鮮戦争により朝鮮半島の私立療養所の「収容患者約2千名は脱出して各地に散在するに至つた」が、日本の統治時代に朝鮮総督府が開設した小鹿島《ソロクト》更生園に収容された患者約六〇〇〇名は「そのまま今日も厳重に監視して療養中である」と記されているのみで、日本に患者が大量に密入国しているというような事実は報告されていない。(6)光田の証言は出入国管理庁でも確認されていない、「風評」「うわさ」の域を出るものではなかった。しかし、ハンセン病医療の権威である光田健輔が証言することで、「風評」「うわさ」が真実であるかのような印象を社会に与えていった。

光田は、この証言以前に「国際癩対策意見」を厚生省に提出し、その内容についても証言のなかで説明している。ここでも光田は、「最近に於ける日本の癩問題に就て特に影響のあるのは韓国癩の問題である」と述べ、詳細に論じている。すなわち、朝鮮戦争の影響で小鹿島更生園の入所者が日本に密入国しているとして、小鹿島更生園の復旧と「内地にある韓国癩は速に施設の復旧をまつて韓国に送還の措置」をとるよう要望しているのである。そして、「韓国癩の犯罪」にまで言及し、ハンセン病療養所の韓国・朝鮮人入所者の存在を「悪の温床となり勝」とまで断じて、「韓国癩の将来に対する方策の樹立と実施は急を要する問題である」と結んでいる。(7)

密入国した「韓国癩」を強制隔離して更生園の復旧を待って強制送還するというのが光田の考えである。

一九五一年段階でもプロミンの効能を疑い、絶対隔離と断種に固執し、さらに「韓国癩」への取り締まりを求める光田の論理には、隔離強化の法改定しかあり得なかった。

次に宮崎松記の「軍人癩」という論理について検討する。すでに述べたように、宮崎は小笠原と親交があり、ハンセン病に対する医学的知見にも共通する点が多かったのであるが、絶対隔離政策への対応はまったく反対であった。宮崎は、戦地でハンセン病に感染したり、発症した兵士の存在について注目し、こうした患者を「軍人癩」と呼び、戦後すぐにその増加に警鐘を鳴らした。宮崎は、平時でも軍勤務中にハンセン病を発症する例が多いので、戦時には結核同様、ハンセン病も多くなるとの予想を立てた。なぜならば、恵楓園においても日中戦争勃発以来一四六名のハンセン病の兵士を収容していたからである。戦地における発症の誘因として宮崎は、戦場での過労・飢餓、マラリア・デング熱・脚気・結核などの罹患、寒冷・暑熱などの苛烈な気候、捻挫・打撲・負傷・手術などの刺激をあげ、「今次戦争に関連して発生した軍人癩の数」を一万七〇〇〇名と推定している。これは、当時の日本国内のハンセン病患者一万五〇〇〇名より多い数字である。(8)

さすがにその後、宮崎も一万七〇〇〇名という数字を修正する。一九四七年六月六日・七日に開かれた国立療養所（癩）所長・庶務課長会議に菊池恵楓園が提出した議題「今次戦争中の軍隊に於ける癩発生数の推定」では一万二〇〇〇名という数字を提示し（「国立療養所（癩）所長庶務課長会議」）、一九四八年には六〇〇〇名という数字を示している。最初より少なくなったとはいえ、やはり大きな数字である。宮崎は、こうした数字を提示する根拠として「戦争の末期になつて一時に多数のものが応召し、軍医官の手不足から検査が粗漏になつた結果、相当顕著な癩症状を帯し乍ら悠々入営（団）したものも稀ではなかつた」こと、あるいは「戦争にあこがるる気持から、一度令状を手にするや、無断逃走して所謂帯患の儘入営（団）したものも二三に止らない」ことなどをあげている。

しかし、敗戦時の軍事保護院の発表によれば、軍事保護院が取り扱ったハンセン病患者は六六〇名とされ、また宮崎の調査でも、日中戦争以来、全国の国立療養所に収容された戦地で発症した患者数は六二四名にすぎなかった。宮崎は「軍隊内で発生した癩患者中直接療養所に送致されなかつたその大多数のものはその儘一般社会に放出せられて」新たな感染源となり、「将来の日本の癩の増加に拍車をかくることになる」と予測、戦後の「衛生状態の不良化は食糧事情の窮迫化と相俟ち、結核と同様に癩に対しても其発生増加に好適の環境が形成せられ条件が具備せられつつあり　尚これに引揚民中の癩発生を考慮に入るる時、今後の日本に於ける癩の発生は増加の一路を辿るものと考へねばならない」と警告した[9]。宮崎は、戦後も無癩県運動の継続を力説し、癩予防法の隔離条項の強化を訴えた。その背景には、以上のような「軍人癩」が激増するという認識があったのである。

しかし、このような宮崎の主張に対し、ハンセン病の傷痍軍人の隔離施設である駿河療養所の所長高島重孝は疑問を呈し、「軍人癩」の発症は年間平均一〇〇人と推測し、「爆発的多数の流行は認めがた」いと断言している[10]。また、厚生省公衆衛生局結核予防課技官佐分利輝彦も、朝鮮半島からの患者の密入国には警戒しつつも、「戦争らいの問題」については、「幸にも、目下のところ、この戦争による患者の発生は余り注目すべき程度に達していない」と、宮崎らの警告が杞憂であったことを明言している[11]。宮崎は、自らが築いた「軍人癩」の激増という虚構のうえに、隔離強化という路線を敷いたことになる。

一九五一年一一月八日、光田と宮崎は、林芳信とともに第一二回国会参議院厚生委員会に参考人として呼ばれ、癩予防法を改定して隔離をより強化するように求めた。患者の隔離について、光田が「手錠でもはめてから捕まえて、強制的に入れればいいのですけど」と、宮崎が「癩の数を出しますことは古畳を叩くようなものでありまして、叩けば叩くほど出て来る」と発言したのは、このときである。[12]そして、彼らの意見に沿って、法律は改定されていった。

プロミンなどの化学療法でハンセン病が治癒した臨床例が続出するなかで、光田や宮崎は、「韓国癩」「軍人癩」など根拠の薄い恐怖感を煽り、絶対隔離の維持・強化を進め、一方、小笠原は、従来の減食療法に化学療法を併用し、患者の治療を進めていった。以下、小笠原の医療実践の軌跡を追っていく。

第二節――小笠原登退職後の皮膚科特研

小笠原登は一九四八年に京都大学を退職し、国立豊橋病院皮膚科医長に就任した。京大を退職し豊橋病院に着任したのは、一般的には同年一二月とされているが、[13]小笠原は着任日を同年九月一三日と記憶している。「日記」の一九五一年九月一三日の条に「今日当国立病院に来任して満3週年なり。日頃心に懸けゐたりしが今日全く忘却しゐたり。昨夜眠り難く3週年を思ひつゝ床上に横はる」と記した後、「図らはれ導かれつゝ過ぎて来て　三とせの月日悔いなかりけり」「図らはれ導かれ来て安けきを　南無阿弥陀仏と名づけまつるか」の二首を詠んでおり、さらに、一九五三年九月一三日の条にも「本日ハ国立豊橋病院着任満5週年に当る」と記しているからである。「日記」によれば、小笠原は、院内の官舎の一室に住み、毎朝、出勤前に勤行を怠らず、院内で職員や患者を集めて花祭、涅槃会などの仏教行事も挙行していた。週末には圓周寺に帰郷し、僧侶として法要などもおこなった。

一方、皮膚科特研主任の後任には西占貢《にしうら》が就任していた。西占は、高校生の頃、長島愛生園と神山復生病院（静岡県にあるカトリックによるハンセン病療養所）を見学し、「ひそかに将来、らいを研究しようという計画を心に暖め」、京都帝国大学医学部に進み、小笠原のハンセン病についての講義を受講したという。西占は、そのときの記憶について、小笠原は「専ら、仏教の話をされ、病気とは何であるかというお話をうかがった」と述べ、小笠原の第一印象は「医者というよりは、むしろ哲学者か聖者の一人に対面しているという感じ」であったと述べている。その後、四年生のとき、西占は、はじめて皮膚科特研に小笠原を訪れ、御馳走になったというが、そのときの話の内容は記憶していないという。そして、卒業後、一九四六年五月から岸和田市立病院で皮膚泌尿器科の医師をしていた西占は、一九四八年一二月一日付けで大学に戻り、小笠原の後任となった。西占の記憶では、小笠原の退官は一九四八年一二月と考えることが妥当となる。小笠原は、事実上、一九四八年九月一三日から豊橋病院に勤務していたが、書類上は一二月一日からとなっていたのか。この疑問については、この時期の「日記」が未発見のため解明できない。

ところで、西占は、小笠原のハンセン病医療における功績を次のように述べている。

先生の遺産の第二は、らいの外来診療体制です。先生の、あの時代を超越した信念によって築かれた、大学における、らいの入院及び外来治療という伝統があったからこそ、私たちの大学では、らいの診療に病院全体の協力が得られてきました。その後、海外にもこの様な、らいの研究治療施設がある事を見るに及んで、らいの外来治療という面でも、小笠原先生の行き方は、時代に先駆けていた事を今更の様に考えさせられたのであります(14)。

西占の小笠原への評価は高い。また、GHQ京都軍政部公衆衛生課長ジョン・D・グリスマンもハンセン病の外来治療の必要を認め、すべての国産プロミンが国立療養所に送られているため、皮膚科特研でプロミンを使用できない状況を打開しようと、アメリカの父親に小切手を送り、西占のためにアメリカ製のプロミンを送るように頼んでいた。そしてGHQに「京都府が京都大学病院の皮膚科で、新薬プロミンとプロミゾールをつかってハンセン病患者の治療実験を始める」と報告し、それは受け入れられたという(15)。

こうした西占の小笠原への高い評価やグリスマンの皮膚科特研への評価を読むかぎり、皮膚科特研では、西占の下でも、小笠原の時代と同様の絶対隔離政策に抵抗する医療が実践されていたという印象を受ける。しかし、実態は異なっていた。なぜならば、小笠原登と西占貢のふたりから皮膚科特研でハンセン病の治療を受けた森清子の発言があるからである。森は一九三四年、京都府に生まれ、一〇歳頃にハンセン病を発症した。そこで、地元の開業医の勧めで皮膚科特研に通い、小笠原の治療を受けた。学校に通いながら、月に一度、皮膚科特研に通院し、食事療法（減食療法）の指導を受け、苦い水薬を処方されたという。

小笠原の退職後は、通院を止め、病気も悪化しないので自宅に籠っていたが、周囲の目を気にして、再び皮膚科特研を訪れ、西占の治療を受けることになり、プロミンの注射を続け、西占から「もう無菌ですよ」と告げられるにいたる。しかし、それにもかかわらず、森は皮膚科特研に入院させられた。森は「家におったんだけれど、近所がうるさいし、治った言うても信用してくれないし。家におったら、療養所に行けと保健所から何度も言われますでしょう。それで病院に入院しました」と事情を説明している。戦後の無癩県運動は、こうした無菌となった者までを絶対隔離の対象としていた。こうして、一九五〇年八月、森は皮膚科特研に入院するが、入院してまもなく、西占は森に療養所に入るように求めてきた。森は、「病気は完全に治ったと言われたでしょう。それなのに「なぜ療養所に行けと言うんですか」と聞いたのよ。西占先生は黙ったままだったねえ。西占先生もつらいわけよ」と回想する。結局、森は一九五一年一一月、岡山県にある邑久光明園に隔離収容された。幌の付いたトラックが皮膚科特研に迎えに来て、森はその荷台に乗せられて光明園に向かった[16]。

森は、わたくしの聞き取りに対しても、「西占先生が療養所に行ってくださいって言われるんですよ。わたしもそんな無菌だとおっしゃるのになんで療養所に行かなくちゃいけないんですかと言ったら先生は何も言わなかったですね」「当時、予防法があったからどうにもならなかったんでしょうね。小笠原先生やったら、行かなくていいと言ったかもしれないですよ」と語っている。さらに、「療養所に行かすために入院したんだと思うんですよね。次から次、やっぱり今度は何日に列車が出るからていうことで、その入院している人、通院している人が行くわけですよ。もう自分もいつまでと追い詰められていくわけですよ。まあ、どうにもならんかったですね。そういうのがやっぱりいちばんつらかった。まわりがねえ次々にねえ」とも語っている。皮膚科特研から療養所に隔離されたのは、森のみではなかった。皮膚科特研に通院、入院している患者が次々と隔離されていったことになる。森は、主任が小笠原から西占に替わって、皮膚科特研の「ぜんぜん雰囲気が変わりましたね」との感想も洩らしている[17]。

森が語る事実は、戦後の無癩県運動が戦前以上に徹底していたことを示唆している。戦後の絶対隔離政策は、皮膚科特研の入院患者をも対象としたのである。また、西占は、小笠原のようにさまざまな手法を用いて患者を隔離政策から守ろうとはしなかった。西占自身、一九五〇年に自らの臨床例を根拠に、「プロミン系化合物の治癩薬としての地位が確立するに到り、今や癩治療の領域に於て夜が明けつつある感がある」「プロミン系化合物の治癩効果は目覚ましいものである」とプロミンなどの化学療法によるハンセン病の治癒効果を高く評価している[18]。そうでありながら、森をはじめとする皮膚科特研の患者を次々と療養所に入所させたことは、自らの医学的知見と大きく矛盾した行為であり、西占は多くの国立療養所の医師たちと同様、自らの医学的知見を封印して絶対隔離という国策に屈伏したと言わざるを得ない。すくなくとも、西占の下での皮膚科特研は、絶対隔離政策への抵抗の場とはなり得ていなかった。

では、小笠原は、西占をどのように評価していたのであろうか。「日記」には、一九五一年七月二九日の条に西占の情報が記されている。小笠原を訪れた「嶋」という人物からの情報であるが、この「嶋」とは皮膚科特研に勤務していた看護師島まさ子と推測される。[19] そこには「嶋より特別研究室其の後の状勢を聞くに……（中略）……西占又大に寛大に患者を扱ひ頗る革まり来れり。予が扱ひたりし患者近頃再発して研究室を訪ひ余の居らざるに驚くもの多しと云ふ」と記されており、西占の患者の扱いが「頗る革まり来れり」という表現から、それ以前の西占の患者への対応に小笠原は不満をいだいていたことが推測される。

また、「日記」の一九五二年四月一五日の条には、「嶋より研究室の事を聞く。Promin の効果ありと云ふ。又占部治療に親切ならず唯動物試験に終始すと云ふ。眼科より応援に来ると云ふ」と記されている。一九五二年当時、広島県立医科大学に細菌学の教授として占部薫が在職しており、抗酸菌の研究を主として、らい菌の研究にも従事していた。[20] 一九四九年一〇月の第二二回日本癩学会総会でも「Vitamin K の鼠癩発症に及ぼす影響」「鼠癩系抗酸菌の鼠癩発症に及ぼす影響」「癩菌培養その後の成績」などの研究発表をおこなっている。[21]

「日記」に記された「占部」とは、この占部薫のことと考えられる。占部の師である戸田忠雄は京都帝国大学に在職していたこともあり、基礎医学の研究者が研究材料のある臨床の場に出向いて研究することはよくあることで、当時、らい菌はすべて患者の皮膚から採取していたので、占部が京大の皮膚科特研に来ていたとしても不思議ではない。[22] 島は「唯動物試験に終始す」と語っているが、占部は、戦前、満洲医科大学に在職していたときから鼠癩の研究を一貫して続け、戦後においても、前掲の「Vitamin K の鼠癩発症に及ぼす影響」「鼠癩系抗酸菌の鼠癩発症に及ぼす影響」のほかに「鼠癩ことにその細菌学的方面」（『レプラ』一八巻二号、一九四九年五月）、「固形培地による癩菌の培養」（『東京医事新誌』六六巻一〇号、一九四九年一〇月）、「培養癩菌の Katalase 作用に就いて」（『医学と生物学』一六巻一号、一九五〇年一月）、「癩菌の研究」（『広島医学』三巻一二号、一九五〇年一二月）、「鼠癩菌の生体内培養に関する研究」（『レプラ』二五巻一号、一九五六年一月）など、鼠癩に関する研究を発表している。一九五〇年一〇月一二日、第一〇回日本癩学会総会を機に開かれた座談会でも、鼠癩菌の培養に関する自らの研究について語っている。[23] 戦後初期、占部が鼠癩の研究をおこなっていたことは、島の発言と一致する。占部は皮膚科特研に来て患者からもらい菌の採取をおこない鼠癩研究に打ち込むのみで、島が「治療に親切ならず」と感じる状況が、当時の皮膚科特研に存在していた。

このように、西占が主任となってから皮膚科特研は大きく変質したが、その後、プロミンなどの化学療法が普及するなかで、再び変化が起こる。皮膚病特別研究施設（皮膚科特研が一九五七年四月に改称）に一九六七年に入局した和泉眞藏は、「西占にとって幸運だったのは、ハンセン病の本格的な化学療法時代の到来と施設の継承が時期的に重なったことであった。若い教室員も増えて医療の面でも研究の面でも活動範囲が広がった。プロミンだけでなく種々のスルフォン剤の治療効果がテストされるとともに、電子顕微鏡を用いた病理学的研究も発展し」、海外からも多くの研究者が集まっていたと回想している。そして、毎年、実人数で一五〇人前後が通院し、「常時数人の入院患者があった」が、厚生省もこうした診療を「積極的に妨害」はせず、西占ら医師は、患者に「治療目的で入院してもらうこともあったが、感染予防を目的とした隔離は念頭になかった」という。しかしながら、小笠原の時代とは異なり「伝染性は微弱と考えていながら診療区域に入るときは長靴に履き替えてガウンをつけていた」。[24]

化学療法の進展により、西占の下、皮膚病特別研究施設はハンセン病患者の非隔離の治療施設としての地位を確立したが、小笠原が主任を務めていた時代の再現にはいたらなかったのである。戦前から、ハンセン病の感染力の微弱さを示すために通常の白衣姿で治療していた小笠原の姿勢を、西占が継承することはなかった。

第三節——論文「私は癩をかくの如く見る」への愛着

第一章でも触れたように、小笠原登は、一九四八年三月二二日、京大の学生が主体となって発行している『学園新聞』に「私は癩をかくの如く見る——極悪不治の疾患にあらず」と題する論稿を執筆した。これは、医学の専門紙でもない学生新聞に発表した短い論稿ではあるが、小笠原のハンセン病に対する見解を要約したもので、「日記」にはこの論文に対する小笠原の強い愛着がしばしば記されている。

一九五一年七月二四日、小笠原は「診察の小閑に「私は癩をかくの如くに見る」所載の学園新聞の訂正及び加筆を行ふ。明日Dunn講師に示さんがためなり」と「日記」に記している。執筆から三年を経た段階で、旧稿に手を入れるということに小笠原のこの論文への熱い想いが表れている。Dunn講師とは、人形浄瑠璃や歌舞伎の研究者として知られるイギリス人チャールス・ジェームス・ダンのことと推測される。このとき、小笠原は、三河地方の鳳来寺周辺にある浄瑠璃の語源ともなった浄瑠璃御前のゆかりの地などにダンを案内している。当初、ダンは長島愛生園、邑久光明園、大島青松園等の見学も予定し、小笠原は各療養所への紹介もしていたが、予定が変わってすべては見学できなかったようである。小笠原は七月二八日の「日記」に「光田健輔、神宮良一、野嶋泰治へDunn氏につき礼状又ハ不訪問の挨拶状を投函す」と記している。光田は愛生園、神宮は光明園、野嶋（島）は青松園のそれぞれ園長である。

小笠原がダンに「日本の医術はApres guerre medicineなり。貴下次回来遊時は今より6年後とすれば予は70歳なり。それまでにこのApres guerre medicineを改革すべし」と語ると、ダンは「苦笑し居たり」という七月二六日の「日記」の記述から、ダンもまた日本の医療に関心を持っていたと推測し得る。だからこそ、小笠原は国立療養所の見学の便宜を計るとともに、療養所の医療とは一線を画す自らの見解をまとめた「私は癩をかくの如く見る」に加筆して、ダンに示したのであろう。なお、戦後の医学を“Apres guerre medicine”と表現したことにより、小笠原は戦後の社会変化を快くは受け止めていなかったことがわかる。この点については、次節で言及する。

小笠原は、その後も一二月二四日に、「誤植又不印文字を書き入れ」たものを五部作成し、翌日、これを兄秀実に渡し、さらに、「学園新聞を校訂し日記を補記して就眠の準備をなす。時に10 h」(一九五二年一二月五日)など、この論文への修正を続けていたことが「日記」に綴られている。さらに、患者の家族にもこの論文を送付していた(一九五二年三月二八日)。このような「日記」の記述から、小笠原は、この論文に自らのハンセン病への知見を凝縮させていたと考えられる。以下、この論文の内容をあらためて検討したい。

小笠原は、論文の冒頭で「諸種の疾患の中で、癩程誤解せられている疾患はないであろう。極悪の疾患であると考えられていること、不治の疾患とせられていること、遺伝性疾患であると信ぜられていること、極度の伝染性を持つと解せられていることなどはその主なものである。これらの誤解によつて癩患者は幾重にも波状爆撃を受けている観がある」と述べる。ハンセン病に対する「不治」「遺伝」「極度の伝染性」という認識は誤解であるという知見は、小笠原のハンセン病観の基本であり、これまでも一貫して主張している。[25]小笠原は、言葉を続けて「近来においては伝染論と結びついて、この嫌悪すべき疾患が強烈な伝染病であると宣伝せられるにいたつて極端に怖るべき疾患であるとせられるにいたつた」と、ハンセン病絶対隔離政策がもたらした過ちをも指摘する。そして、ハンセン病について、「人生において生命を第一のものとするならば、これを脅すことのないことは結核等に比してはるかに良性である」と述べ、「不治でもなく、遺伝病でもなく、また劇烈な伝染病でもないのである」と明言し、むしろ、「癩は不治の疾患であるとの誤解に禍いせられて合理的な治療を行わず、これがために遂に重態に陥り、衰弱して死に至るものがあつて、不治の誤解を一層強からしめる場合」もあったと、絶対隔離政策下の医療をも厳しく批判した。「癩の発病には人体の癩性変化を前提とし、かくて後癩菌が発生増殖する」と、ハンセン病の発症要因を体質に求める小笠原は、体質は「生活法の改善」により変えられると述べる。

その体質改善法が「食事調節」＝減食療法である。小笠原は「癩は大食漢が罹る疾患」と言い切り、ハンセン病は、食量を「調節する事によつて次第に軽快に赴き、遂には臨床的治癒に達し得る」と、減食療法による治癒を力説している。

このような小笠原のハンセン病に対する知見は、絶対隔離を前提とした癩予防法の趣旨とは対立するものであったが、論文の最後で、小笠原は「わが国の癩に関する現行の法律は、癩が伝染力の劇烈な疾患であるかの如き想定の下に規定せられている。この法律が変革せられざる限り我等国民たる者は、事実または学理の如何にかかわらず法律を遵守せねばならぬ。私もまた学理を別として法律を遵奉している」と癩予防法の範囲内で絶対隔離政策とは異なる医療をおこなうと明言し、さらに「私は、結核およびその他の細菌性の疾患についても癩と同様の想定を可能にする若干の資料を有している」と、減食療法の普遍性にも言及していた。広く皮膚科の患者の診療に当たり、当直のときは他科の患者も診察する豊橋病院は、まさに、その普遍性の実証の場ともなるはずであった。

しかし、研究は小笠原の思うようには展開しなかった。「日記」の一九五二年二月一八日の条には癌学会に出席した同僚医師が「予が癌の研究を放棄したるを笑ふ」という記述がある。また、菊池恵楓園長の宮崎松記に送った暑中見舞に「癩の延長として結核、癌の観察を致したいと希望してゐるが社会的な抵抗の前に屈伏して居る姿」を書いたところ、宮崎から「淋しき心地す」という返事が届いたと、一九五三年八月一一日の「日記」に記している。すでに述べたように、国立療養所長として絶対隔離政策を推進していた宮崎と小笠原は、ハンセン病医療政策に対しては対立する見解を持っていたが、京都帝国大学の同門として個人的には親交があった。小笠原が癌や結核の研究に消極的になったことを宮崎は憂いている。小笠原が記した「社会的抵抗」が具体的に何を指すかは明示されていないが、豊橋病院内における小笠原の立場を暗示していると考えられる。次に、この点について検討する。

第四節——国立豊橋病院皮膚科における小笠原の活動

(1) 漢方医学による減食療法の実践

国立豊橋病院は小笠原登を医長に迎え、皮膚科を開設したのであったが、小笠原への病院側の評価は低かった。同病院の『20年のあゆみ』は、小笠原はハンセン病の権威であったが「一寸肌合いの変ったところもある方で、液体病理学的な疾病観からすべて病気の原因として「内因」を重視された。疾病の治療にあたっては食餌療法を最も強調し、皮膚病患者は厳重な減食療法を命ぜられた。実際この方針を守って固疾《〔ママ〕》がはじめて軽快したり、拭うように治った患者も数多かったが、空腹感には相当悩まされたようでもあった」と記し、小笠原の退職後、「オーソドックスな皮膚科の診療に転換された」という評価を下している。(26) 小笠原の減食療法には院内にあっても冷ややかな認識が存在していたのである。以下、豊橋病院皮膚科における小笠原の医療の実態について「日記」から検討する。

「日記」を読むと、小笠原は、さまざまな疾病の患者に対し、一様に減食療法を勧めていたことがわかる。一九五一年七月二八日、肺炎で入院した患者に対し「栄養摂取を制限すべき事」を求めたが、居合わせた「聴者看護婦及び病者達無関心」であったという。八月二六日には、踵に刺傷を負った学生に「化膿は菌によるに非ずして自家中毒による。身体の衰弱に第一歩を認むべき旨を教へて食量の問題は衛生法の中心なる事を教へ」「明日迄絶食療法」を命じた。一九五二年二月二二日には、腋臭の手術を求める女性に対し、「腋臭は食量の調節によりて緩和せらる。又これを截除するも全身に臭気生じて臭気消失するものに非ず。又何人も軽度にこの臭気あり。性生活に関係あり。手術を要せず」と説明したが、患者は「容易にきかず」、「看護婦等又手術を行はしめんとする傾向あり」、小笠原は「我が真意を解せざる事止むを得ざるなり」と慨嘆した。小笠原の減食療法は院内でも理解を得られてはいなかったのである。小笠原自身、一九五二年三月二日、重症結核患者を診察した際の「日記」に「予の主張を一応説き予の説は全天下の学説と180°方向を異にす。依而これを強制せず」と記している。小笠原も、減食療法が現在の医学界では受け入れられないことを自覚していた。

その一方で、三月四日には、「慢性梅毒」と診断された老人への対応について、「予が指導を信用せざりし旨を述ぶ。予も亦医者患者意思一致せざれば不可なる旨を告ぐ。暫く談話をつゞけたるに我が学説を理解する色あり。治療を試むべしとて帰去せり」と、減食療法を受け入れた患者の存在も記されている。[27]

患者のなかには減食療法を受け入れる者と拒否する者とがいたのであるが、そのなかで「日記」には腎臓結核で入院しているひとりの男性患者とのやりとりが頻繁に記載されている。小笠原は、この患者について「運び来る粥盛れる程度にて検食時の粥より遥かに多し。尿の涸濁一にハ粥の過量に帰すべきか」（一九五一年八月一六日）、「症状変らずと雖も1時に比して尿涸濁感あり。食量多からずやと警告す」（一九五一年八月一八日）と、尿の「涸濁」の原因を過食に求めている。しかし、この患者は小笠原に反発し、八月三一日に「皮膚科の治療法は病院の収入を高めず故に外科に送る嫌ひあり。効無効を論ぜず盛に注射すべし」と、減食療法ではなく注射など化学療法もおこなうように求めたが、これに対し、小笠原は「我が治療法は未だ現代医師の用ゐざる所なり。故に薬剤を用ゐなば効を薬剤に帰して我が治療法の卓越を承認せざるべし」と反論し、化学療法の採用には消極的であった。八月一四日には、この患者と「細菌を病原とすべきか菌に対する抵抗力の消失を病原とするかの議論」をおこなっているが、小笠原は「我が体験は後者にあり」と明言している。

さらに小笠原は、院内の集談会の場でも、自らの減食療法について研究発表をおこなっている。一九五一年九月二七日の集談会では「食量調節の腎臓結核に対する影響」について発表し、一九五二年一月二五日の集談会では「遺精に関する一考察」を発表した。後者においては、「学生の強度の遺精及び脳神経衰弱が食物の調節によつて治し脳も明確になりたる」という内容で、小笠原は「特殊性のみを取りて論ずるハこれ封建的なり。相通ずるものを却而重視せざるべからずと論じすべて医学を教ふるものもの皆封建的態度を取る。身体の器官は左程に封建的ならず。消化器たると共に又排泄器であり生殖器なると共に又排泄器官なり。要するに生殖は排泄機能の一変形なりと論じて演説を結ぶ。聴衆聾の如く唖の如し。一語を発するものなく或は黙殺の態度を取りしものなるべし」と、このときの状況を「日記」に記している。小笠原の説の背景には、「性交は一種の排毒機能である」という漢方医学の認識があったのだが[28]、豊橋病院の医師・看護師らの多くにとっては、論ずるに値しない主張であった。

一九五三年一二月一八日の集談会についても、「結核菌のみに罪を被らせたらむにハ結核問題の解決なかるべしと放言したるに何人も発言せず」と「日記」に記している。小笠原は集会後、「疲労感あり。演説頗る愉快に運べり」「一場の獅子吼を終りたるが如し」と意気軒高であったが、聴衆の反応は「何人も発言せず」

と書かれているように、冷ややかであった。小笠原の論は病院の多くの同僚からも黙殺されていた。

しかし、小笠原は信念を変えることはなかった。減食療法に顕著なように、小笠原の医療は、化学療法に依存するのではなく、患者の体質を改善し患者自らの力で疾病を治すという考え方に立脚していた。したがって、小笠原は東洋医学、漢方医学への傾倒を強めていく。

小笠原の祖父、小笠原啓実は、僧侶であるとともに漢方医でもあった。しかし、小笠原自身は大学で漢方医学を学んだ経験はない。小笠原は、漢方医学との出会いについて、後年、次のように回想している。

大学に於て欧米医学を授けられてから昭和十二三年頃に至る迄は、漢方医学を無意識的に、未開民族の医学かに考へてゐて、私達東洋人の祖先達が辛苦を重ねて建設した東洋医学を省慮する意図を発するに至らなかつた。然るに、昭和十二三年頃に至つて、己自らに発した肩の神経痛・頸部の湿疹、脚気の体験に催されて、東洋医学を理解せんとする願望が萌し始めた。

其の頃の事である。『医方考』と云ふを買ひ来つて先づ脚気の章を読んだ。驚いたことには、其の症状の記述を見るに、あらゆる疾患の症状を網羅してゐると云つても過言では無い。それ故、甚だ杜撰な記述と考へて了つた。然るに其の後に至つて私が遭遇した総べての疾患に於て下肢浮腫・腓腸圧痛・心臓濁音の拡大・第二肺動脈音又は第二動脈音の高調が認められた。それには慢性病急性病の別無く、伝染病非伝染病の隔ても無く、又、内科的疾患外科的疾患の分ちも無い。強弱の別こそあれ、必ず前記の症状を具備してゐたのである。若し、前記の症状を以て脚気を診断するならば、万病は脚気の特殊な病型であると考へても強ち誤りでは無い。『医方考』の記述は嗤ふべきでは無く、寧ろ、古人の眼識に敬意をさへ表すべきであると考へられて来た。

小笠原は、自己の病気を機に一九三七、八年の頃から急速に漢方医学に傾倒していった。そしてそれは、ハンセン病への知見にも大きく影響を与えた。一九四二、三年頃にいたった認識として、小笠原は次のように回想している。

癩患者の診療中、軽症と考へられてゐる斑紋癩及び神経癩の患者の過半は医師の指示を厳守したのであるが、重症と目されてゐる結節癩の患者は、その過半に於て、医師の指示が誠に正しいことを眼前に見ながら、克くこれを実行し得なかつたのである。即ち、比較的に意志の強固な人は軽症の斑紋癩及び神経癩に止まり、薄志弱行の人は重症に陥つて結節癩になつたものと考へられる。畢竟、精神が内に守ることの強き人は軽症にて経過し、その弱き人は重症に陥ると見られる。(29)

小笠原は、皮膚科特研においても、患者に減食療法を厳しく求め、それに従う決意を確認したが、そうした態度の背景には、「精神、内に守らば、病、安んぞ従来せん」という漢方医学の視点があったのである。小笠原は、戦後になって、より漢方医学を重視するようになっていた。

そして、小笠原は、自らの見解を系統的に論文にまとめて世に問おうと考えた。一九五一年八月一四日、患者と「細菌を病原とすべきか菌に対する抵抗力の消失を病原とするかの議論」をおこなった際、小笠原は、この患者に「時勢我が医学を軽視する事の止むを得ざる事を説き書物を後世に残さんとする素願ある事」と説いていた。さらに、九月一〇日、小笠原は、戦前、中国に渡り、中国仏教界との交流に従事したことで知られる真宗大谷派浄円寺住職で歌人でもある藤井草宣にも「職を辞して専ら過去の書類の整理をなすべき時なれ共事情の許さぬを惜しむ」と語っている。(30) いずれも東洋医学の研究に打ち込みたいという思いの吐露である。その後も、「日記」には「本日より研究を纏むる予定なりしか睡眠を催し来りたるを以て明朝より勉強を初めんとす」（一九五二年一月一六日）、「夜に入りて漢方医学の稿を読み直す。比較的によく書けたるが如き感あり。心主身従の事につきて多少書き改む。易の語ハ万有を一括して説明し嵆原になれバ生非生対立の見地に立つを以て心主心従と見やがて心身を表裏の関係と見る」（一九五三年八月六日）、「漢方医学の稿を続けて認め4h再出勤」（一九五三年八月一四日）、「漢方医学の原稿を認め4h再出勤」（一九五三年八月一七日）、「夕食　著書の原稿を認む」（一九五三年九月一日）、「論文養老篇を改作する事に決す」（一九五四年三月九日）、「養老篇の原稿を考ふ。遅々として進まず」（一九五四年三月一二日）など、東洋医学についての原稿執筆に関する記事が散見される。この研究は、「漢方医学の再認識」として、一九五七〜五八年、『東京医事新誌』に一二回にわたって連載され、さらに、それをまとめた『漢方医学の再認識』（洋々社、一九六三年）、『漢方医学における癩の研究』（自家版、一九六五年）として結実されていく。また、小笠原は、一九五二年一一月の豊橋病院創立七周年記念医学講演会で「貝原益軒編「頭生輯要」より見たる漢方医術」、一九五四年一一月の同創立九周年記念医学講演会では「食量調節の腹臭〔ママ〕に及ぼす影響」の題で講演もおこなっている[31]。

　しかし、すでに述べたように、東洋医学を重視して、減食療法という独自の治療を続ける小笠原の存在は豊橋病院内では孤立していた。一九五一年八月二三日の「日記」に、「21日病院今年度に於ける外来患者最大記録406名、我が皮膚科11名にて末位、歯科これに次ぎて16名婦人科20名なりしと云ふ。食堂に掲示あり」という記述がある。一日の外来患者数では、皮膚科が最も少ないという事実は、病院内でも問題となっていく。一九五四年二月一一日、「皮ふ科の患者少き事が問題となり庶務係員連絡会議の際種々論ぜられた」らしいという情報が、親しい看護師から小笠原にもたらされた。論議の内容は、「一説にハ皮ふ科を廃して外科に合併すべしと云ひ或ハ食量調節の非難もあり診察の暇取る事を不可とし或は普通一般の治療を行はざるを難ずる等の事ありしと云ふ」ものであった。翌日には、小笠原は同僚の医師とも「皮ふ科撤廃の噂」について語り合っている。現実には、皮膚科が廃止されたり、外科に合併されることはなかったが、患者と治療について話し合うことを診察の基本としていた小笠原は、患者ひとりの診察に長く時間を費やし、処方する薬や注射も少ないため、第三次吉田茂内閣の下で国立病院の地方委譲が実施されようとしていた当時、病院にとっては経営上からも小笠原の存在は問題視されていたのである。小笠原は、皮膚科の存在と自らの医療実践を守るため、全国国立医療労働組合（全医労）とともに国立病院地方委譲政策とたたかわざるを得なくなる。

（2）全医労への参加

一九五一年、第三次吉田茂内閣は、行政整理の一環として国立病院・療養所の地方移譲と大幅な人員削減を計画し、同年には五〇〇〇人の定員削減を実施、一九五二年七月には国立病院・療養所の地方委譲を進める国立病院特別会計所属の資産の譲渡等に関する特別措置法を可決成立させた。国立病院・療養所の地方移譲の理由は、医療審議会答申に記された「採算のとれない国立病院は移譲すべき」という認識であった[32]。

全医労は、こうした政策に対し、再軍備反対、単独講和反対のたたかいと結び付けて組織をあげて反対し、病院長・療養所長の間からも強い反対の声が上がっていた[33]。当然、豊橋病院も地方移譲の対象となり、愛知県への移譲案が具体化し、全医労支部も反対運動を展開していった。小笠原も、支部の組合員として反対運動に主体的に関わっていく。

しかし、だからと言って、小笠原が当時のマルクス主義的思想に共鳴していたわけではない。一九五一年九月一七日、全医労支部の会合に出席した小笠原は、支部役員の演説に対し、「共産党めきたる演説」と冷ややかに「日記」に記し、一二月二一日の支部総会では、「施設側と対立の態度を取らず和衷協同して運営すべし」という職員の意見に対し、当日のさまざまな「意見中優秀な説」と称賛し、意見の主旨は「病院の発展てふ目標に統一せられて進むべしと云ふにありき。全く我が平素の所論に同じ」との賛意を「日記」に記している。小笠原は、労資協調の理念に立ち、職場を守るために行動する。

また、一九五二年五月二四日の「日記」に「Bus中路傍に愛大〔愛知大学か？〕学生の檄文を眺め傍に坐せし倉橋看護婦に近来学生と教官の闘争が頻発する事ハ面白からず、学生を弾圧し鞭打つべしと云へるに同看護婦云へらく妾等ハしかく思はずと簡単に答へたり。時勢の頽廃を憂ひざるを得ず」という記述がある。マルクス主義的思想の影響を受けて教員に対抗する学生に対し、小笠原は「弾圧し鞭打つべし」と言い切り、これに同意しない看護師の反応を見て「時勢の頽廃」を憂いている。また、革命後の中華人民共和国に対し、「予の言を以てすれば帝国主義的なり」と評している（一九五三年一一月一五日）。小笠原は思想的な立場からではなく、純粋に自らの職場を守るために全医労の運動に身を投じたのである。

一九五一年九月一九日、小笠原は、豊橋病院の県への移譲に伴う人員整理について「当病院に於ては淘汰の第一人者ハ予なり」と同僚に伝え、そうなれば「予としては職を退き堆積せる書類を整理しこれを纏りたる文書として残す事尤も時宜に叶へりと云ふべきか」との覚悟も語っている。小笠原は、地方移譲の理由が採算制にあるとすれば、採算の合わない皮膚科の医長である自分が、人員整理の第一の対象となることを自覚していた。したがって、「日記」には、この問題に関する記述が多くなる。小笠原は、全医労支部や病院全体の移管対策委員会などの会合にしきりに顔を出している。

一九五二年一月三〇日、小笠原は、病院当局が地元選出の代議士による病院存続の請願を国会におこなう戦術をとることを知るが[34]、それよりも「地方有力者の賛意を得て市会議員等に当る」戦術に期待を示している。さらに、小笠原は、一月三一日、ひとりの患者に「患者等をして其の郷土の村長に嘆願して厚生省へ豊橋病院の存置を申請せしむべしとの策」を伝えるが、二月一日の「日記」には、患者団体である共済会の会長は「病院側より何意志表示もなきを以て静観す」と語り、小笠原の提案には賛同しなかったことが記されている。また、全医労支部は、市会議員に働きかけていこうとするが、これに対し、小笠原は「予曰はく市会議員の調印ハ十分の信用おき難し。依而万全の策を施すにハ各町村長の厚生省嘆願又必要なるべし」「郡部町村長の意向をPrintによらず自筆にて認めて厚生省へ出す事ハ必要なりと信ぜらる」と、二月二日の「日記」に記し、支部の方針とも異なる判断をしていた。

結局、豊橋病院の県への移譲は、元豊橋市長近藤寿一郎、県会議長河合陸郎らの奔走で撤回されることになるが[35]、小笠原は、この問題を通じて全医労の支部活動にも深く関わり、独自の立場をつくりあげていった。四月九日の支部役員の選挙に臨んでは、小笠原は選挙管理委員長として選挙を監督し、選挙結果について「開票するに移管問題なる大問題を抱へながら不適当なる人の当選多し。誠に無定見なると思はしむ。要するに非常時にハ専制的ならざればバ不可也」との不満を「日記」に記している。五月二三日の支部大会では、支部役員について、「適者ハ半年と云はず7年乃至10年も続けしむへし」との発言もしている。小笠原は、支部幹部の指導力に疑問をいだいていたと言えよう。

(3) 仏教行事の実施

すでに述べたように、皮膚科特研では、小笠原が清水寺住職大西良慶による患者、職員への仏教講話をおこなったり、浄土宗の寺森教山らの尼僧、仏教専門学校、臨済学院の学生を招いたり、小笠原自らも「歎異抄」について説教するなど、種々の仏教行事を実施していた。そして、それは豊橋病院に移ってからも変わらなかった。小笠原は歌人でもある豊橋市内の真宗大谷派浄円寺住職の藤井草宣（静宣）や、浄土宗の僧侶で岡崎市の大樹寺の住職などを務め、後に増上寺や知恩院の管長となる藤井実応とも交わり、ふたりを病院に招き患者・職員を集めた修養会を自室で開いたり、種々の仏教行事を実施した。

藤井実応は、寺森教山の紹介で小笠原に出会い、その「仏教信念による高潔な人格」に「頭が下が」り、小笠原の「特別なる御懇志」により、一九四九年から毎月、豊橋病院で仏教の講話を続けていた。[36]藤井実応は、「仏教はもつと社会的に活動してもらいたい。今日の平和運動や、労働運動、思想運動、社会事業救癩運動や病院伝道、仏教徒会議等の各方面に積極的に乗出し、世界仏教徒の連絡提携、更に欧米への仏教進出に努力せねばならぬとの声も聞える」と述べているが[37]、仏教の「救癩運動や病院伝道」への進出を求める声とは、小笠原の声であった。

また、藤井草宣は歌人でもあり、豊橋病院内に丹頂会という短歌会を組織し、小笠原も含めた職員や患者が参加していた。『丹頂』という短歌雑誌も発行し、そこには「窮るは進歩のしるしと欠詠の吾を励ます小笠原先生」という、小笠原の医療に対する考え方を歌った患者の作品も記されている。[38]以下、豊橋病院でおこなった宗教行事の実例を検討する。

まず、院内物故者慰霊祭がある。これについては、「日記」の一九五一年八月二一日の条に詳しく記されている。慰霊祭は、この日の午後七時三〇分より、院内で開催された。患者も会場の設営などの準備を手伝った。慰霊祭には院長も列席し、まず小笠原が「物故者48名これ吾等医道に関るものゝ鑑なり。其の恩に報ふべく慰霊祭を挙ぐ」と開会の辞を述べ、導師藤井草宣による読経、焼香と続き、講話「盂蘭盆の話」がなされた。その後、「学芸」の時間となる。「日記」には「先づ和舞踊より始まり次いで洋舞踊それより和洋取交ぜ数番あり。舞踊頗る巧みなり。2回目の洋式舞踊は殆んど職業舞踊に劣らず。高く足を挙上して手に持つTambaourinを撃つ如き妙技をなす。次いで若草物語（Four Sisters）の一節を雪晴れと題して3幕を演ず。始め緊張なかりし如きが半ばより緊張し来れるに連れて満場の人々熱心に観覧せり。次いで和式舞踊1番にて終了」と記されている。演技するのは豊橋市にある藤ノ花女子高校や病院附属の看護学校の生徒と推測される。豊橋病院では、病院の物故者への慰霊祭が小笠原を中心に仏式でおこなわれていた。

翌一九五二年の院内物故者慰霊祭は九月二一日におこなわれている。内容は前年とほぼ同様で、「導師焼香　勤行」、院長以下役職員の焼香、患者代表の焼香などすべて仏式で進められている。それに続いて学芸の部となり、合唱、「彼岸の話」というスライドの映写、舞踊、琴演奏、劇「若草物語」などが演じられた。

次に釈迦入滅の日におこなわれた涅槃会について見ておこう。釈迦入滅の日は一般的に二月一五日とされ、この日に各宗の寺院で涅槃会が挙行されているが、「日記」には、一九五二年二月一四日におこなわれた涅槃会の状況が記されている。会場は附属看護学校の講堂階下であった。二月一一日、小笠原は「涅槃会とはおしゃかさまのおなくなりになつたきねんびであります」と認めた掲示文を作製した。それからバスのなかで副院長に会った際、「涅槃会開催の許可を請願」している。さらに、一二日には浴場で院長と会った際に「涅槃会の届出で」をなしている。病院の施設を私的に利用することについて、小笠原は、開催の直前にバスの中や浴場で口頭で施設側の許可を求め、それが認められている。小笠原の院内における宗教活動に対して病院側も許容していたと言えよう。一三日には、小児科の児童四名も涅槃会の歌の練習に参加した。

そして一四日に涅槃会が開かれた。院長、課長も臨席し、「課長よりお供へとして金一封を受領これを仏前に供」え、四弘誓願《しぐせいがん》の読経、涅槃会の歌合唱、藤井実応の講話の後、幻灯が映写され、紙芝居、指人形芝居が上演された。参列者には甘酒が振舞われ、病院から「お供料￥３００　賽銭￥３５０ありき」とこの日の「日記」に記されている。

さらに、釈迦誕生を祝う花祭（灌仏会）も盛大におこなわれた。一般的に花祭は旧暦四月八日（新暦では五月八日）におこなわれるが、一九五二年、豊橋病院では五月一七日に実施された。「日記」によれば、五月一四日に、小笠原は「花祭と大書」した掲示を院内売店に貼り出し、院長に「花祭開催を届出」し、紅白の花祭用饅頭を四〇〇個、菓子店に注文している。そして、一六日には看護学校生徒や患者数名が皮膚科外来に集まり「花祭唱歌の練習」をおこなっている。この日には花祭のポスターを庶務と食堂入り口にも貼り出した。

そして一七日、花祭は午後二時頃よりはじまったようで、「藤井講師」（草宣か実応かは不明）が勤行と講話をおこない、四弘誓願と花祭の歌を斉唱、映画「憧れのハワイ航路」の上映がなされ、二時過ぎには、模型の象を小児病棟前まで牽いて行った。「患者ハ夜に及ぶまで花御堂を担ぎて病棟を巡回せり。本日甘茶を呑み尽す事数回也」と「日記」に記されている。まさに、病院をあげて花祭を祝った感がある。

このように、小笠原は豊橋病院で盛んに仏教行事を実施した。京都大学では皮膚科特研のみの行事として仏教行事が実施されていたが、豊橋病院では病院の許可を得て多くの患者、職員の参加の下、仏教行事が病院全体の行事として実施されていたのである。小笠原にとり、豊橋病院は仏教宣布の場ともなっていた。

小笠原が、豊橋病院で盛んに仏教行事をおこなった背景には、当時の小笠原の仏教への危機感があった。「日記」には、日本では仏教が衰退したという記述がしばしば登場する。一九五一年九月八日、自宅で療養するハンセン病患者を往診した小笠原は、「仏法衰微の談を交へつゝ」患者と食事を共にした。小笠原がその根拠として、「法事に魚類肉類を用ふる事、僧は又法事宴席上にて珍魚佳肉の談をなして暗に佳肉珍肴を暗示するに似たりと云ひ、又予は寺院の子女にして仏法を解する者何程あるかを思ふ時仏法衰微止むを得ざるものあり。正しく釈尊の預言に合致する事を思ふ」と語っている。

一九五二年二月一〇日にも、法事の後の食事について、「精進料理なりしも茶碗むしにてこれを破れり。

しかれども精進料理の頽廃ハ畢竟仏教衰微の兆にて甚だ悲むべき事なり」と記している。小笠原は精進料理に茶碗蒸しが供されたことをもって「仏教衰微」の象徴と受け止めた。一九五三年一〇月二八日には景勝地の蒲郡の新箱根を訪れた際、小笠原はたまたま道連れとなった「洋装の人」に「却而白人が仏教を理解し初めたるハ我が国にてハ衰へ来れるに対して面白し」と語っている。こうした仏教への危機感が皮膚科特研のとき以上に、小笠原を仏教行事に邁進させたのではないか。

(4) 豊橋病院におけるハンセン病患者治療

小笠原が、豊橋病院に勤務している間は毎週末、さらにはより頻繁に圓周寺に帰郷し、寺の一室でハンセン病患者を治療したことは知られている。しかし、豊橋病院でもハンセン病患者を治療していた。実際に小笠原からハンセン病の治療を受けた井上茂次は、豊橋病院ではハンセン病患者は一度だけ診察を受けられるが、二度目は受けられなかったので、小笠原の親戚だということにしてもらい、官舎の小笠原の部屋で病気についての説明などを受けたという。[39]「日記」にも、豊橋病院におけるハンセン病患者の治療の事実が記されている。

一九五二年四月二〇日、ひとりの女性患者が小笠原の部屋を訪れた。「近日来神経痛を左踵に覚え殊に晨起の際に強しと云ふ。神経痛のために眠を害せられこれがために痩せたりと云ふ」と小笠原は問診の結果を「日記」に記し、折から入室してきた看護師の大江登志枝に「試みに治療の議」を話したところ、大江は快諾したので、「毎日6時頃注射を行ふ事」を約した。大江は、小笠原の減食療法を理解し、小笠原を支えていた看護師のひとりである。四月二一日、この女性患者は午後五時頃に小笠原を訪れ、プロトミンの注射を受け、その後も四月二四日、二五日、二六日の「日記」にも、この患者の来訪が記されている。小笠原は、官舎の自宅でこの患者にハンセン病治療を施していたのである。

また、同年五月二八日、大阪からひとりの男性が妻をともない小笠原を訪れてきた。「特に自室にて面会を乞」うので、小笠原は自室でこの男性と話をしている。「言によればバ妻ハ20余年前予が京都にて取扱ひたる患者」であり、「予全快を宣したれば17年前結婚し3男子を挙げた」が、最近、再発を心配して小笠原の兄秀実の指示により豊橋病院を訪れたという。小笠原は妻を診察した後、ふたりに「1、節食　2、運動　3、安心の摂取法」を授けて帰らせた。

このほか、「日記」には、秋田県からの男性患者の来訪（一九五三年九月三日）、かつて皮膚科特研に入院していた女性患者の来訪（一九五四年一月二八日）などが記されている。「日記」を読むと、小笠原は、豊橋市内にある薬品販売会社稲垣日本堂から個人的にプロトミン、プロトゾルなどのハンセン病治療薬を購入し、こうした患者を実費で治療していたことがわかる。小笠原はプロトミンの効果について「さ程に非ず」と一九五二年四月一五日の「日記」に記しているが、現実には、こうした新しい化学療法も取り入れていた。

さらに、一九五一年九月二一日に、小笠原は「一面識なき」女性の訪問を受ける。この女性は愛知県幡豆郡の男性と結婚する予定であるが、婚家が「癩系なる由」を知らされ、「明日結納収めなるに当りて俄かに驚きて其の真否を質さんとて」小笠原を訪れたのであった。これに対し、小笠原は「そは痛風なりとて其の病状を委細書記して」説明したところ、「成婚の後は新郎新婦同道に御礼に向はすべし」と言って帰って行った。

このように、豊橋病院の官舎の小笠原の部屋には、ひそかにハンセン病患者やその家族が訪れ、小笠原に相談したり、治療を受けていた。しかし、こうしたことは病院側にも把握されていた。一九五三年一一月二一日、病院の事務官が「院長予をして退去せしむるの意志あるがごとき口吻を洩らす」と「日記」に記されている。院長は小笠原の官舎からの退去を求めていたのであろう。また、一九五四年一月六日の「日記」には、小笠原の部屋を訪れた同僚の医師が、たまたま部屋に来た患者に対し「Lepraか」と言い放ったことが記されている（Lepra＝レプラとはハンセン病の意味）。小笠原はこの発言に驚き「否」と答えたと記しているが、豊橋病院では、小笠原の部屋をハンセン病患者が訪れていることに、明らかに職員間に不快感が生じていた。

さらに、一九五二年二月一日には、小笠原が電話で豊橋の保健所職員に来院を求め、午後七時から一一時一〇分まで、管轄内の未隔離のハンセン病患者の情報を得ている。そのなかには「予がインターンと共に診察に趣〔ママ〕きたる際平病の如くに扱ひたりとてこれを徳とし」、以後、保健所職員に対する態度にも「応対柔和」になったという情報もあった。無癩県運動の実践者でもあった保健所職員とも小笠原は敵対せず、情報交換をおこなっている。小笠原は、この職員に「私は癩をかくの如く見る」が掲載された『学園新聞』を贈っている。このようにして、豊橋病院は国立の一般病院でありながら、官舎の小笠原の部屋はハンセン病患者の治療や自宅療養する未隔離患者に対する情報収集の場ともなっていた。院長が小笠原の官舎からの退去を求めたとしても不思議ではない。

第五節——圓周寺帰郷時の小笠原のハンセン病治療

豊橋病院勤務時代、小笠原登は毎週末には圓周寺に帰郷しているが、それ以外の日にも頻繁に帰郷し、僧侶として初穂講、報恩講、彼岸法要など寺の仏教行事を執りおこない、寺に附属する幼稚園の元朝祝賀式、七夕祭などでも園児に講話をおこなっている。そして、そのような仏教行事の合間に、圓周寺を訪れてくるハンセン病患者を治療した。

圓周寺でも小笠原から治療を受けていた前述の井上茂次は、圓周寺での体験について「庫裏が段になってね。そこが、診察室。左側は本堂であって、その中間に小さな部屋があって、その下は大部屋があるわけですよね。その中間で、外部の人が来てもいいように、その中間で診察されていた」「社会に帰って働いておって、先生が京都まで診察に来るのができないから。名古屋へ帰られた時に行って、薬とかもらっておった。そういう人が七人ぐらいおったんですよ」「前もってこちらのほうから電話で連絡しておきます。すると、先生が何日、いつごろ帰ってくるということを言われますから、前の日に行って、お宅で泊まらせてもらって、翌日に先生の診察を受ける」「圓周寺には看護婦さんでね、通っとる人がおったんですよ。患者さんであってね。……（中略）……優秀な看護婦さんだった。病気の軽症な人、ふだん見てもわからないような人だけど、そこのお手伝いをしておった」「先生のところに通ってくる人は名古屋の人ばっかりじゃなしに、三重県の人もおったしね、私も滋賀県だし。愛知県から来とった人もおったかな。あっちこっちからやはり来とる。そういう人はほとんど療養所には入ってなかったからね、働いとったからね、病気も軽症の人が多かったわけです」と回想している。小笠原は、井上に対しても一週間ほど圓周寺に泊めて就職の世話もおこない、その際、「あたりにはやっぱり衛生課の人やとか、いろんな人が近くにおるものでね、先生がそれだけ気をつけてくれと言うてね。私が先生のところへ通っていったって、余計なことを言わなければ、病気だということは絶対わからないからと、そういう点は、先生もやっぱり気を遣ったんだ」とも語っている[40]。圓周寺にハンセン病患者が通い、小笠原の治療を受けていることは県の衛生課でも承知していて、職員が圓周寺の周辺を見張っていたことがうかがえる。こうした緊張感のなかで、小笠原は信念をもって患者を治療していたのである。以下、治療の実態を「日記」の記述から明らかにする。

一九五一年七月二九日、ひとりの男性患者が妻子をともなって圓周寺を訪れた。「妻に感染せしめたりとの素人判断にて共に死せんと妻に迫りしに端を発して遂に来訪するに至」ったという。小笠原が診察した結果、妻子には異常がなく患者は「喜びて帰去」した。一九五三年一〇月二五日には別の男性患者の妻が訪れて来た。「本人の要求により妻女を診察す。異常なし」と、小笠原は「日記」に記した。隔離から逃れ自宅で療養する患者にとり、家族への感染は大きな恐れとなっていた。小笠原は求めに応じて家族を診察し、そうした恐怖を打ち消している。

一九五一年九月二日には、奈良から女性患者の母親が訪れる。娘が「足踵に潰瘍を生じて高熱を発」したので、「足を見せぬ様にして受診」したところ、「肺炎の症状著明ならざる肺炎」と診断され、「解熱後家庭にて繃帯交換をなしゐたるに骨片を出して潰瘍少なくなりたれども尚瘻孔に骨片を触ると云ふ」。小笠原はこの母親に「自然に治すと教へ」ている。

また、一九五二年三月三〇日の「日記」には「帰坊するに静岡県人なりとて中年婦人予の帰るを待つ。Lepraphobic なり。診察の上帰らしむ」という記述がある。Lepraphobic とは「癩恐怖症者」のことで、この女性は自分がハンセン病に罹患したと思いこんでいたのであろう。圓周寺を訪れたのは、小笠原がかつて京都大学の皮膚科特研で治療した患者だけではなかった。圓周寺で小笠原がハンセン病患者の治療をしているという情報が社会に広まっていたことを示している。

小笠原は、訪れた患者には減食療法を勧めるとともに、プロトゾルを与えている。一九五一年八月一九日、圓周寺を訪れた女性患者とその両親に対し、小笠原は「食養生」を勧めたが、翌年三月一三日、父親が来訪し、娘が「新薬を欲して癇癪を起す事あり」と訴えたので、小笠原は「protosol を斡旋」している。しかし、この患者は結局、駿河療養所に隔離収容されてしまい、五月二五日、父親より、小笠原から与えられた「薬を他へ回はすべしとの通知」がもたらされた。

一九五三年八月八日には、圓周寺を訪れた患者が「予而依頼しおきたる新訳仏教聖典と鈴木大拙著Essence of Buddhismを買ひ来り呉れた」ので、小笠原は「薬代にて差し引く」という対応もしている。しかし、その一方で、一九五一年九月一七日の「日記」には、患者に「薬を与へ料金は全治の後にて支払ふ様との事にて無料給与すへし」という対応も記されている。この患者は、三重県四日市市の患者で、前日の九月一六日に患者の家を往診した小笠原は、「日記」に「貧困な住居なり」と記していた。小笠原は、患者の生活状態に応じて、治療の実費についても柔軟な対応をしていたことがわかる。

この四日市市の患者の例のように、小笠原は帰郷時、圓周寺に来られない患者には往診もおこなっていた。一九五二年二月二四日、小笠原は奈良県明日香村の患者を往診した。その日の「日記」には「養生の法を懇願し昼食を饗せられ終つて先きの迎ひの者に送られて駅に出づ。金一封菓子一匣を呉れたり」と記されている。往診代を請求するのではなく、患者側の意思による謝礼が支払われていた。

また、同年五月三日、小笠原は岡山市の患者を往診した。当日の日記には、次のように記されている。

戸口に至るに一老人庭に腰掛け屋内に向へり。予の顔を見怪訝なる面持ち也。京都の小笠原なりと繰返し云ふに及びて領解の色をあらはし喜色浮ぶ。屋上に請ぜらるゝまゝに坐して談話す。女子サカヨ日直にて未だ帰らず。暫時待つへしとの事にて時を移すも帰らず。やがて程経て帰来。訪問の一日早まれるに驚く色あり。寿しを買ひ来りて供し呉れたり。

サカヨという女性が患者であった。軽症のため働いていたので不在であったが、帰宅して小笠原が予定より一日早く来訪したので驚くとともに、寿司で歓待した。この日、小笠原は岡山市に泊まり、翌五月四日、サカヨを診察した。翌日の「日記」には、次のように記されている。

診察す。顔面異常なし。顔面頸部の諸神経又異常なし。左正中神経肥厚を残せども圧痛なし。其の他の神経にも多少の肥厚感あれ共圧痛なし。臨床的治癒の状態なり。多発性神経炎後遺症とするを妥当なりと思惟せらる。診察中妻女大鯛を購ひ来り家苞とせり。

小笠原は、サカヨに対しハンセン病ではなく多発性神経炎と診断した。隔離から患者を守るためであった。さらに、小笠原は、五月六日、家族に歓待への礼状を書き、「はかなくぞよすが待ちしをひたに愧づる　身も惜みまさぬ心づくしに」「思ほへバ人にまことの病なし　仰げば雲のおそれなく飛ぶ」の歌を贈った。患者と家族へのいたわりの想いが表わされている。

なお、前述したように、結核の研究にも着手しようとしていた小笠原は、帰郷時に結核患者も往診している。一九五一年九月二日、小笠原は海部郡十四山村（現弥富市）の患者の家を訪れた。その日の「日記」には次のように記されている。

患者の容態稍よし。これより朝寒の季に冷気に当り毒の内寇を避くべしと告ぐ。毎日1回宛雷魚と云ふを食す。好ましからざれ共体温37℃に達せざれば黙認せり。後病人の兄を見る。胸痛すと云ふ。神経衰弱顔をなして肺結核を畏れて不安の状を呈す。これを精査すれば肋間神経痛なり。脊柱の下部右側に少し圧痛点ありて肋骨間隙に沿ひて前方に軽き圧痛点つながる。又食慾なしと云ふ。食慾出づる迄食事せざるをよしとすと告げ又湯を少量宛絶えず呑むべしと教ふ。急劇に労働を始めずして徐々に身体の反応を観察しつゝ労働を進むべしと告げたり。雷魚卵焼きそばを以テ食を饗せる。食を了りて帰途につく。

小笠原は、患者とその兄を診察している。「患者の容態よし」と記されているが、九月一六日にこの家を訪れたときは、状況が変わっていた。その日の「日記」には「患者の経過悪し。毎日雷魚を食したるに毎日発熱ありて遂に38・8℃に達するに至れり。この間に於て1日雷魚を休みたるに体温平熱に止まりたる事あり。故に雷魚を禁じ蒲鉾ちくわ位をゆるす。朝食を給せられて帰宅。里芋1風呂敷を貰ひて帰る」と記されている。小笠原は、病状悪化は雷魚に原因があると考え、雷魚を食べることを禁じている。

その後も、小笠原は頻繁にこの家を訪れており、一二月二三日には、アルコールと結核の治療薬ストレプトマイシンを持参し、「注射の方法を教へむとしたるに妻女注射し得ずと云ひ又余りに高価にして資金続かずと云」われた。小笠原は「畢竟経済力の問題なるべし」と「日記」のなかで慨嘆している。結局、この日は「持参の薬品を又持帰」った。小笠原は、家族に注射の方法を教えようとしたのだが、経済的理由から拒否されている。翌年一月六日に訪れた際も、患者の「容態はよろしからず。昨夜位より嚥下時にも疼痛あり」という状態であった。小笠原は再度、ストレプトマイシンの注射を勧めたが、家族は「承引」しなかった。

しかし、家族がストレプトマイシンの注射を拒むのは経済的理由からだけではなかった。一月二〇日に訪れたときの「日記」には、次のように記されている。

病状悪し。持参ノStreptomycinを注射する事を教へんとすれども学ばんとする者なし。妻も亦然り。妻ハ産婆なるへしと想像しゐたるに然らす。母が産婆なりと云ふ。しかれバそれを伴ひ来つて注射せしむる事能はず。……(中略)……実兄弟に行はしめんとせしも恐らくなさゞるべし。伝染を恐るゝためなりと云ふ。夕食を饗せられこれを喫しつゝ父母と談じたる結果、附近の医師に注射を頼む事として辞去せり。

家族がストレプトマイシンの注射を拒んだ真の理由は「伝染を恐るゝため」であった。結局、近隣の医師に注射をしてもらうことで、ようやく家族の同意を得ることができた。注射の効果はあり、その後、訪れた二月三日の「日記」には「已にStreptomycin 4管注射せりと云ふ。1時高熱を出す。39℃に達せしが注射と共に熱度37・3～4'となれりと云ふ。疼痛は変らず。咳嗽もやゝ減ぜると云ふ」と記されている。ストレプトマイシンの注射により患者の容態は改善された。小笠原は、こうした自宅療養する結核患者に対しても、病者に対する家族の恐怖や偏見を説得しながら、治療を続けていたのである。

おわりに

「日記」には、現時点では解明できていない重要な叙述がある。それは、小笠原の仏教徒による「救癩」に関する内容である。第一章でも述べたように、小笠原は戦前から仏教徒による「救癩」の必要を訴えていた。その思いは戦後にも続く。以下、「日記」の関連すると判断できる部分を書き抜いておく。

阿兄等と仏教徒の癩運動につきて談じ11h就寝す（一九五一年一二月二二日）。

電車中に春日井氏等の仏教救癩事業の Pamphlet を読む。療養所一流の書き方につき合点行かぬ所多し

（一九五一年一二月二五日）。

春日井氏東上前面会ならば甚目寺に来る様阿兄に謁書す（一九五二年一月三〇日）。

春日井氏等東上の際面会に来ると云ふ事にて面会場所を甚目寺とする方適当なる旨阿兄に通告の謁書を出す。投函の後診察室を訪ひて帰室。著述のため先般認めし序文のノートを紛失（一九五二年一月三一日）。

春日井氏東上に関し療養所建設に適する土地無きかを確めおかんがために中嶋氏に問へるに田原の内海岸を去る1里に周囲1里程の島あり。姫島と云ふ。適当の土地にて名古屋の人これを所有すと聞くと云ふ。一部分耕作地となれりと云ふ（一九五二年二月一日）。

今日阿兄より春日井氏東上を見合はす旨通知あり（一九五二年二月二日）。

駒込より乗車秋葉原下車。神田寺を訪ふ。主貫友松氏全生園慰問にて不在。子息と談話して待つ。田村蔚（毎日新聞編集局参事）癩其の他につきて談ず（一九五二年四月九日）。

中島氏とは豊橋市の保健所職員、友松氏は神田寺（無宗派、現在は浄土宗）の住職友松円諦であるが、春日井氏が誰なのか特定できていない。日記の記述も断片的で、これだけでは断定できないが、小笠原は一九五一～五二年、仏教徒によるハンセン病療養所建設について具体的に考え、兄秀実とも相談していたのではないかと推測し得る。小笠原の「救癩」とは、絶対隔離を目的とするものではなく、仏教で患者を精神的に救い、医療により患者を治療し、治癒させる行為を意味する。愛知県の姫島にそうした理想の療養所を建設しようという計画もあったのではないか。姫島とは三河湾に浮かぶ周囲四キロ程度の小島であるが、友松円諦を訪れたのも、そうした計画の一環であったか。推測の域を出ないことであるが、小笠原が仏教徒による「救癩」を戦後においても追求していたことだけは間違いない。本章末に、このことを付言しておく。

以上、本章で述べたように、小笠原は、豊橋病院に在職中、帰郷した際に圓周寺でハンセン病患者を治療するだけではなく、官舎の自室でもハンセン病患者を治療していた。そして、患者に対し往診もしていた。小笠原のそれらの行為は、癩予防法下、隔離を逃れて自宅に逼塞する患者を救済するものであった。隔離されなければ、プロミンなどによる化学療法を受けられなかった患者にとり、小笠原の存在は大きな希望となった。しかし、官舎でハンセン病患者を治療する小笠原の存在は病院内では反発を受け、小笠原排除の動きも起こっていた。豊橋病院の『20年のあゆみ』の叙述が、小笠原には冷ややかなものであったことは、単に減食療法への困惑からだけではなく、ハンセン病患者の治療も影響していたと考えられる。

しかし、そうした小笠原を支えるひとびともいた。すなわち、大江登志枝ら少数の看護師、藤井実応、藤井草宣らの僧侶、そして、小笠原を尊敬し、その治療に従う患者の存在である。小笠原は豊橋病院においても、こうしたひとびとと共に皮膚科特研同様の宗教的空間をつくり、仏教と医療を結びつける実践をおこなった。小笠原は、豊橋病院という一般病院においても、皮膚科特研のときと同様に、ハンセン病絶対隔離政策に抵抗する医療を実践していったのである。

小笠原は一九五五年七月に豊橋病院を退職する。退職の理由は定かではない。ただ後年、小笠原は、同病院で腎臓結核の患者に内科療法と併用して減食療法を実施していて、患者が快方に向かったとき、「退職を余儀なくせられ、遺憾の情を留めるに終った」と回顧している。[41] 小笠原にとっては意に反した退職であった。

◉註

(1)玉光順正他『小笠原登――ハンセン病強制隔離に抗した生涯』(真宗大谷派宗務所出版部、二〇〇三年)、八九～九三頁。
(2)「癩病理講習会講演」(光田健輔『癩に関する論文』三輯、一九五〇年)、一〇二頁。
(3)『第七回国会衆議院厚生委員会議録』五号、八～九頁。
(4)『第十回国会衆議院行政監察特別委員会議録』二六号、一三～一四頁。
(5)『第十回国会衆議院行政監察特別委員会議録』三号、四頁。
(6)出入国管理庁「韓国の癩患者調」、および一九五一年一一月二七日付光田健輔宛て鈴木一書簡(長島愛生園所蔵)。
(7)光田健輔「国際癩対策意見」(「韓国癩に関する資料」。藤野豊編『近現代日本ハンセン病問題資料集成・戦後編』七巻、不二出版、二〇〇四年)、五四～五五頁。
(8)宮崎松記「戦争と癩」(『民族衛生』一三巻二・三号、一九四六年二月)、五五～五六頁。
(9)宮崎松記「戦争と癩」(『レプラ』一七巻一号、一九四八年二月)、六～七頁。
(10)高島重孝「戦争と癩」(『レプラ』一七巻一号)一四頁。
(11)佐分利輝彦「わが国今後のらい予防対策について」(『愛生』六巻九号、一九五二年九月、『厚生省だより』四巻一二号より転載)、三～四頁。
(12)『第十二回国会参議院厚生委員会会議録』一〇号、四頁・九頁。
(13)「小笠原登先生略歴」(京都大学医学部皮膚病特別研究施設編『小笠原登先生業績抄録』、一九七一年)、巻頭。国立豊橋病院編『20年のあゆみ』(一九六五年)も、小笠原の着任を一九四八年一二月と記している(一八頁)。また、小笠原の著書『漢方医学の再認識』(洋々社、一九六三年)掲載の「略歴」には、一九四八年七月に「厚生技官に任ぜられ、国立豊橋病院に転勤」と記されている。
(14)西占貢「小笠原先生の遺されたもの」(同上書)、巻頭、および「略歴」(京都大学医学部附属皮膚病特別研究施設内退官記念事業会編『西占貢教授退官記念業績集』、一九八三年)、巻頭。

(15)二至村菁『米軍医が見た占領下京都の六〇〇日』（藤原書店、二〇一五年）、二九二〜二九四頁。なお、この事実は、すでに、二〇〇五年一〇月二八日付『毎日新聞』（大阪本社版）が報じている。わたくしは、そこで「グリスマンさんの報告をGHQが政策に生かし、在宅・通院治療に目を向けていれば五三年の予防法制定に影響を与えただろう。戦後の人権侵害の歴史も大きく変わった可能性がある」という意見を述べておいた。しかし、現実には、GHQは、絶対隔離政策を変更させる意思はなかった。GHQ公衆衛生福祉局は、一九四九年六月一一日に、アメリカ太平洋陸軍総司令部幕僚部高級副官部への報告のなかで、「ハンセン病は日本では重要な公衆衛生上の問題ではない」と断言し、その理由のひとつに「公的に維持された施設への隔離」をあげている（"Leprosy–Japan 1945–1951" GHQ/SCAP Records 国立国会図書館憲政資料室所蔵）。また、同局長クロフォード・F・サムスも、光田健輔について「第一流の人物であり、権威として日本人に受け止められている」と評価（一九四九年九月一六日付H・W・ウェード宛てサムス書簡、"Leprosy–Japan 1945–1951" GHQ/SCAP Records）、さらに、厚生省が一九五〇年五月から開始した隔離拡大計画を支持、プロミン使用をともなった隔離政策の効果に期待を示した（一九五〇年五月五日付H・イーター宛てサムス書簡、"Leprosy–Japan 1945–1951" GHQ/SCAP Records）。

(16)佐々木雅子『ひいらぎの垣根をこえて――ハンセン病療養所の女たち』（明石書店、二〇〇三年）、一五六〜一七三頁。

(17)森清子聞き取り（二〇一〇年六月二〇日　於多磨全生園）。

(18)西占貢「癩のプロミン療法――治療時癩反応の組織学的変化」（『最新医学』五巻四号、一九五〇年四月）、五四頁・六〇頁。

(19)森清子は、皮膚科特研で治療を受けていた当時の看護婦の名前を「シマ」と記憶している（前掲森清子聞き取り）。

(20)斎藤肇「故占部薫先生の御逝去を悼む」（『日本細菌学雑誌』四五巻四号、一九九〇年七月）、七七五〜七七六頁。

(21)『レプラ』一九巻一号（一九五〇年一月）。

(22)和泉眞藏氏よりのご教示。

(23)座談会「最近の癩研究の概況、特に癩菌は果して純粋培養できるか?·癩化学療法の今日の段階」（『最新医療』六巻一号、一九五一年一月）、二九頁。

(24)和泉眞藏『医者の僕にハンセン病が教えてくれたこと』（シービーアール、二〇〇五年）、八九〜九〇頁。

(25)たとえば、小笠原登「癩に関する三つの迷信」(『診断と治療』一八巻一一号、一九三一年一一月)を参照。
(26)国立豊橋病院前掲編書、一八～一九頁。
(27)小笠原は圓周寺に帰郷した際にも、咽頭結核の患者に「食量の調節」を説き、脳溢血の患者の妻に対し、「食の加減をすれば少なくとも命脈を永からしむべし」と告げ(一九五一年八月一九日)、理髪店の主人から「痤瘡客人に多し如何すべきや」と問われると「食量の節制をすべし」と答えたと(一九五一年八月一九日)、それぞれ「日記」に記している。
(28)小笠原登『漢方医学の再認識』(洋々社、一九六三年)、一一六頁。
(29)小笠原登前掲『漢方医学の再認識』、二二一～二二三頁、二二五頁。
(30)藤井草宣については、辻村志のぶ「戦時下一希教使の肖像」(『東京大学宗教学年報』一九号、二〇〇一年)を参照。
(31)国立豊橋病院前掲編書、三五頁。
(32)全医労50年史編纂委員会編『全医労50年のたたかい　一九四八～一九九八』(全日本国立医療労働組合、一九九八年)、二五九～二六〇頁。
(33)『全医労新聞』一六五号(一九五一年九月一〇日)。
(34)第一三回国会衆議院厚生委員会で、一九五二年二月二六日、地元選出の八木一郎(自由党)が「国立豊橋病院存置の誓願」をおこない(『第十三回国会衆議院厚生委員会議録』一〇号、一頁)、四月一日、同じく地元選出の福井勇(自由党)も「国立豊橋病院存置の誓願」をおこなっている(同書、一八号、一頁)。
(35)記念座談会「病院の30年を地元の方方とともに語る」における長屋重明、河合陸郎の発言(国立豊橋病院編『30年のあゆみ』、一九七五年)、三三～三四頁。
(36)藤井実応「「浄土」有縁の現地報告」(『浄土』一七巻一一・一二合併号、一九五一年一二月)、四頁。
(37)藤井実応「新しき道」(『浄土』一八巻一号、一九五二年一月)、二四頁。
(38)『丹頂』一〇四号(一九五九年一月)、二〇頁。
(39)玉光順正他前掲書、八九～九〇頁。
(40)同書、八九～九二頁。
(41)小笠原登『漢方医学に於ける癩の研究』(自家版、一九六五年)、二六一頁。

終章

小笠原登を現代に問う

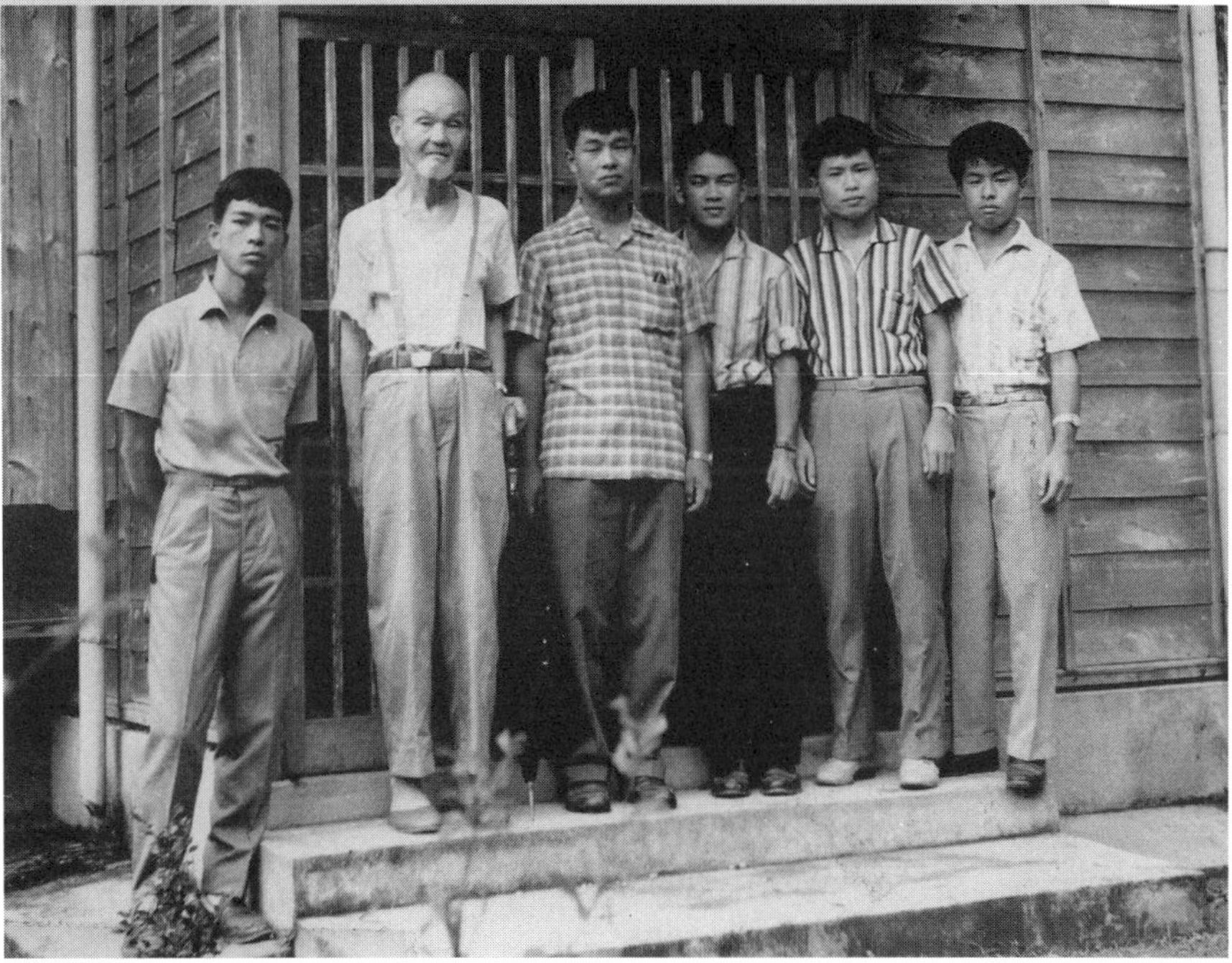

奄美和光園時代（左から二人目）

一九五五年七月、小笠原登は国立豊橋病院を退職し、その後、一九五七年九月より奄美大島にある国立療養所奄美和光園の医官となる。和光園には一九六六年一〇月まで勤務した。

小笠原は和光園で、漢方医学の研究に打ち込んでいた。第六章でも触れたように、小笠原は「漢方医学の再認識」を一九五七〜五八年、『東京医事新誌』に一二回にわたって連載し、さらに、それをまとめて一九六三年に『漢方医学の再認識』（洋々社）を、一九六五年には『漢方医学に於ける癩の研究』（自家版）を刊行している。小笠原は、奄美で自己の研究を集大成したのである。後者の「自序」において、小笠原は「癩に在っては、予て癩菌が発見せられてから、これが癩の真因と想定せられ、これの性質を明かにし、これに基づいて策を立て、法を講じ、而して癩菌を絶滅せしめ、ここに完全治癒が招致せらるべきことが期せられている。誠に道理の指す所である。然るに、私の目に映ずる限り、研究は蹊径に迷い入りて、低迷状態に在るかに見える」と述べる。

しかし、当時はプロミンなどの化学療法が広まり、ハンセン病は治癒することが臨床的にも明らかになっていた。その時に、なぜ、小笠原は「研究は蹊径（藤野註：小道）に迷い入りて、低迷状態に在るかに見える」などと言うのであろうか。小笠原は、その理由について「禍根は、癩菌のみを抽象し、癩の原因を、専らこの一つに想定した所に在る。これがために、感受性などの重要な問題が忘れられて了った。研究は合理的に進んでいるのであろうが、この想定の欠陥によって治療の大道を逸したかに見える」と指摘している。化学療法でらい菌を絶滅させることは「蹊径」にすぎず、治療の「大道」は感受性の改善、すなわち体質の改善にあるということである。それゆえ、小笠原は体質を改善するために漢方医学を重視する。

小笠原は、同書の本論中でも、「現代医学は、癩の病因を以て、癩菌のみに凝縮せしめて考えているがために、癩菌を全滅せしめることに治療法を集中して居り、従って、治療法は千変一律に傾く。これに反して漢方医学は、単に少数の特定の人の体内にのみ存立し得るに止まる癩菌に、その存立増殖を許すが如き身体に導き来った生活状態の不正に原因を置いている」と、現代医学と漢方医学のハンセン病に対する認識の違いをあげ、「癩菌の規制増殖」は「長年月に亘って営まれた生活の不正によって邪毒の鬱積が起り、この邪毒鬱積によって病機円熟し、病菌その他の外邪の侵入を可能」にした結果であると、発症にいたる過程を説明している。そして、「生活の不正」については「癩の素因を作るものとして、食欲と性慾との不節制が重視せられている」が、「就中、食慾の不節制が重大」だとも述べている。

小笠原が奄美和光園でおこなった漢方医学に基づくハンセン病治療の実例については、すでに、大場昇が評伝『やがて私の時代が来る――小笠原登伝』（皓星社、二〇〇七年）のなかで『漢方医学に於ける癩の研究』を引用して詳述しているので、ここでは繰り返して述べることはしないが、小笠原はハンセン病に対する奄美地方の民間療法である点灸や瀉血について効果があると評価したり、夕食をりんご一個に限るなどの徹底的な減食療法を患者に求め、患者から反発や治療拒否を受けている。

二〇〇三年八月五日～七日、わたくしは奄美和光園でかつて小笠原の治療を受けた入所者の方々から聞き取りをおこなったが、和光園における小笠原の治療についての評価は高いものではなかった。小笠原は患者に極端な減食療法を勧め、あまり効果的な治療をおこなわなかったというのである。患者は小笠原に治療の効果を期待していなかった。それよりも、患者の大多数がカトリック信者である和光園において、小笠原は少数派である仏教徒の患者の精神的な拠り所となっていた。小笠原はしばしば仏教徒の患者を集めて仏教の講話をおこなっていたという。医師としてより、僧侶として小笠原は患者の信頼を得ていたことになる。その後、小笠原は一九六六年一〇月をもって健康上の理由で和光園を退職、圓周寺で余生を送り、一九七〇年一二月一二日に死去した。

小笠原登のハンセン病医療は、最終的には漢方医学への深い傾倒となった。その結果として、徹底した減食療法は、患者を困惑させるものでもあった。小笠原がおこなったこうしたハンセン病患者への治療に誤謬があったことは否定できない。小笠原は、皮膚科特研の段階から漢方医学への関心を高めていくが、それが豊橋病院でより強くなり、奄美和光園では、瀉血をハンセン病の治療法として評価するまでに極端になった。小笠原がハンセン病患者に求めた医療が、医学的に適正であったのかどうか、この点については、けっして小笠原を神格化することなく医学の専門家による検証が必要である。

しかし、その一方では、小笠原は化学療法を否定していなかったことも忘れてはならない。『漢方医学に於ける癩の研究』の「緒言」でも「一面に於て欧米医学の精を把握すると共に、他面に於て東洋の祖先達が聖賢の道を体認し、身命を傾注して建設せられた東洋医学に研鑽を試み、其の髄に透入して光輝ある祖業を発揚することは、私達子孫たる者の義務と考えられる」と述べている。事実、第六章でも述べたように、豊橋病院に勤務していた当時、小笠原はプロトミンの効果について「さ程に非ず」と一九五二年四月一五日の「日記」に記しながら、その一方では、私費でプロトミン、プロトゾルを購入し、患者に実費で処方していた。小笠原は、西洋医学の化学療法と漢方医学の療法を併用していたのである。目的は、ハンセン病は治癒するという確信の下、患者を治すためであった。

こうした小笠原の実践を支えたのは、「日記」の一九四三年一月一五日の条に記された「細菌性ノ病気ナレバ隔離又ヨシ。シカレドモ菌ノ発見困難ナルモノヲ家計ヲ脅カシテマデ隔離スル要ナシ」という、医学的知見に支えられた信念であった。多くの医師たちは、小笠原と同じ知見を持ちながら、国策に反対できないという理由で絶対隔離を進めた。小笠原は、「国恩」「皇恩」を患者に説きながら、医学的知見に反する絶対隔離を認めず、癩予防法の枠内で巧みに患者を絶対隔離から守った。戦時下においても、その姿勢は変わらなかった。小笠原は、単に絶対隔離という国策から患者を守った医師というだけではなく、戦時下においても、学問的真理にしたがい学問の自由、研究の自由を堅持し行動した大学人という点においても高く評価されるべきである。戦時下の学問の自由の問題は、人文科学、社会科学の分野では語られるが、自然科学、とりわけ医学の分野ではそれほど研究されてはいない。広く、科学史、医学史の研究者による小笠原の学問への検証が求められる。

小笠原は戦争に反対したわけではない。「国恩」「皇恩」を重んじた小笠原は、戦争の勝利を願う国民のひとりであった。しかし、小笠原の医療実践は、戦争遂行のための優生政策の一環であったハンセン病患者の絶対隔離と強制断種に強く反対するものであり、ファシズム体制下の患者の人権を守る行為でもあった。小笠原には、そうした視点からの評価も必要となるであろう。

さらに、ハンセン病患者だというだけで、国家から政治的に差別されたひとびとに平等な人間として接した僧侶、宗教者としても高く評価されるべきである。学問的真理以外のいかなる権威にも屈さなかった小笠原登を一言で表現すれば〝孤高を恐れぬ医僧〟と言えよう。小笠原登が真宗大谷派の僧侶であったということで、小笠原に関心をいだく宗教者は真宗大谷派をはじめとする浄土真宗の関係者に多い。しかし、本書第四章でも言及したように、小笠原をもっとも支えたのは浄土宗のひとびとであり、さらに、臨済宗のひとびと、清水寺の大西良慶らも小笠原と深く関わっていた。それだけではなく、日本聖公会のキリスト者戸田八重子も一九四〇年以降、死去するまで、その人生を小笠原のハンセン病医療に捧げたといっても過言ではない。小笠原は孤高を恐れなかったが、孤立してはいなかった。小笠原登個人だけではなく、こうした小笠原を支えた宗教、宗派を超えた宗教者の営みを、近現代日本の宗教史全体の研究課題とするべきである。絶対隔離という国策の下で、なぜ、かれらは小笠原を支えたのか。日本の主な宗教は、絶対隔離を支えたという単純な理解ではなく、絶対隔離に抗した宗教者の存在を認め、その信仰の検証を進めることが必要である。そのことを広範な宗教者、宗教学・宗教史研究者に期待したい。

このように、小笠原登に関する研究の課題はまだ多く残されている。そしてまた、小笠原登の研究には現代における意義もある。近年、小笠原登は人権教育、人権啓発の立場からも評価が高まっている。二〇〇二年一月一一日、東京弁護士会は二〇〇二年度の人権賞を小笠原に授与（『中日新聞』二〇〇二年一月一二日）、非入所者や患者遺族に対する謝罪と和解金の支払いで国と国賠訴訟原告団との間で合意し、ハンセン病訴訟が「全面解決」したと報じられた一月二七日には「故小笠原登医師をしのぶ集会」が甚目寺町（現あま市）で開かれている（『日本経済新聞』二〇〇二年一月二八日）。さらに、二〇〇七年八月には、甚目寺町が小笠原を名誉町民とすることを決め、一〇月一日に開設された甚目寺町人権ふれあいセンターには小笠原の展示コーナーも設けられ、小笠原の「日記」や書簡などが展示されることとなった（『中日新聞』二〇〇七年一〇月一日）。二〇〇九年度には甚目寺町人権教育調査研究委員会により作成された冊子『ハンセン病と小笠原登博士』が町内の小中学校に配布され（『朝日新聞』名古屋本社版、二〇一〇年一月一〇日）、さらに、同委員会は町民から参加者を募り創作劇「空白のカルテ」を二〇一〇年一月一七日に中央公民館で上演した。これは二人の中学生が大谷藤郎を訪ね、小笠原登の事績を聞くというストーリーで（『中日新聞』二〇一〇年一月七日）、文部科学省の委託を受けた事業であった（原作は吉村登『気骨の祭典』、二〇一一年、愛知書房に所収）。この演劇は、四月の毎週土曜日にスカパーの七七四チャンネル（医療福祉チャンネル）でも放映された（『月刊スカパー』二〇一〇年三月号）。二〇一四年一〇月六日からは、『京都新聞』がほぼ毎月一回のペースで夕刊に「京に生きた孤高の兄弟――小笠原秀実・登の軌跡」の連載を始めた。

このように、小笠原登の事績は現代の人権学習の生きた教材ともなり、社会に広く知られるようになった。

しかし、それにより小笠原が「神話化」されることはないか、わたくしはそれを懸念する。実像を超えた「神話化」は、かえってハンセン病問題における歴史修正主義者たちから不毛な批判を浴びる結果をもたらす。今、必要なのは実証に裏付けられた小笠原の実像の構築である。小笠原は癩予防法に違反しないように配慮しながら患者を絶対隔離から守ろうとした。そのため、警察とも連絡を取りながら皮膚科特研に患者の院内隔離をおこない、国立療養所や府県当局からも患者を受け入れた。また、漢方医学への傾倒を深めた結果、患者に減食療法を強く求めて患者からの反発も受けた。「日記」は、小笠原のさまざまな苦悩を記している。小笠原登の苦悩を「日記」から読み取り、小笠原登の実像を知ることから、絶対隔離政策に抗した小笠原の医療実践を評価していきたい。

現代の日本において、「人権」という言葉は普及した。しかし、抽象的な「人権」は流布しているが、具体的な人権は政治にも社会にも定着してない。求められるのは、具体的に人権をいかに守るかということである。小笠原の医療実践は、言葉だけではなく、行動をともなない国家から人権を防衛することの重要性をわたくしたちに示している。今まさに、現代に小笠原を問うときではないか。

本書は、「日記」に記された小笠原の肉声を基に、一九四〇～五四年の小笠原の言動を明らかにした。「日記」の叙述をとおして、権威を求めず、権威におもねらず自己の学問と信仰に殉じた小笠原の生き方がより鮮明になったと考える。それにより、先に記したような今後の多方面からの研究の深化の手がかりとなれば、本書執筆の課題は果たされたと言ってよい。

あとがき

わたくしが高校教員の職を捨てて大学院に入り、歴史学研究者に向けた小さな第一歩を踏み出したとき、諸先輩から「学問的真理以外のなにものにもひざまづいてはいけない」と教えられました。これはたいへんなことだと気を引き締めたのですが、現実の歴史学界は学閥、閨閥、政党閥、社会運動団体閥など、まさに「学問的真理以外」の権威が渦巻く魑魅魍魎《ちみもうりょう》の世界でした。「民主的歴史学」などというのは看板だけだと気付き、わたくしもそうした「民主主義ごっこ」の世界に取り込まれていきました。研究論文を書くことよりも学界の権威者に人脈をつくることが重要で、そうしないと大学の研究職に就くことはできないという現実に自らも汚染されていきました。

そうしたわたくしがまさに鉄槌を浴びたのが、ハンセン病絶対隔離政策の実態を知ったときでした。一九八八年の夏、わたくしが博士論文を書き終えたそのときです。自分は何のために高校教師という安定した生活を捨てて大学院に入ったのか、アカデミズムに安住して「民主主義ごっこ」などをするためではなかったはず。一生、就職などできなくても、ハンセン病絶対隔離の歴史を解明することが自分の使命ではないか、そんなことを思いました。以来、現在まで、わたくしは「学問的真理以外」の権威とは距離をおき、むしろそれと対決することを目的とする歴史学研究を進めてきました。

そうしたわたくしを勇気付けてくれたのが、全国のハンセン病療養所の入所者の方々であり、まだ社会がハンセン病患者・回復者の人権に目を向けないなかで、入所者と共に歩み支援して来られた方々であり、そして小笠原登の存在でした。権威を求めず、権威におもねらず、自己の学問的知見に基づき発言し行動する小笠原登の生き方は、医学と歴史学と専門分野は異なりますが、わたくしにとり理想とするものでした。小笠原の足跡を辿ることで、研究の成果はすべてハンセン病回復者の利益にという思いを心に刻み、わたくしは研究を続けることができました。

二〇〇八年一〇月九日、わたくしは小笠原登博士生誕一二〇年周年記念集会に参加するためにはじめて圓周寺を訪れ、小笠原登のお墓にお参りしました。お墓は小笠原の遺志で無縁仏の墓でした。まさに、小笠原の生きた姿がそのお墓に象徴されていました。以来、もっと小笠原登のことを学びたいとの思いを抑え難く、翌二〇〇九年の七月六日、圓周寺に所蔵されているとうかがった小笠原登の「日記」をはじめとする関係文書の調査を申し出たところ、ご住職の小笠原英司師より快諾していただき、九月二五日から調査に着手、一九四〇〜四五年の「日記」と関連する書簡、書類の解読をはじめました。幸いに、序章でも述べたように、二〇一〇年度から二〇一四年度まで、日本学術振興会から科学研究費基盤研究（C）「ハンセン病絶対隔離政策に抵抗した医療実践の研究」（JSPS KAKENHI Grant Number 22520692）の助成を受けることもできて研究を進めることができました。研究途上の二〇一三年七月二一日、小笠原師より寺の蔵から戦後の一九五一〜五四年の「日記」が見つかったとの連絡をいただき、八月二一日より戦後分の「日記」の調査も新たに開始しました。こうした調査、解読のささやかな成果を勤務する大学の紀要に「圓周寺所蔵「小笠原登関係文書」の分析」と題して連載し、今回、それをまとめて一書にいたしました。本書の各章との関係を示せば、以下のとおりです。

第一章 「第一五回日本癩学会総会における小笠原登」(『敬和学園大学研究紀要』二一号、二〇一二年二月)、「小笠原登のハンセン病絶対隔離政策とのたたかい」(同誌、二四号、二〇一五年二月)をもとに大幅に加筆し再構成

第二章 「小笠原登とハンセン病患者 一九四一年―一九四二年」(同誌、二二号、二〇一三年二月)をもとに加筆

第三章 「小笠原登とハンセン病患者 一九四三年―一九四四年」(同誌、二三号、二〇一四年二月)をもとに加筆

また、第五章は、二〇一三年五月に発覚したハンセン病患者の骨格標本問題について、わたくしの個人的検証結果をまとめた「熊本における「ハンセン病患者骨格標本」問題の検証」(『季刊戦争責任研究』八一号、二〇一三年一二月)をもとに大幅に加筆、再構成しました。これ以外の章はすべて書き下ろしの原稿です。

本書が刊行される二〇一六年は、らい予防法廃止から二〇年、らい予防法違憲国賠訴訟勝訴の熊本地裁判決から一五年、そして植民地朝鮮に対する絶対隔離政策開始から一〇〇年に当たります。また、二月には患者家族の被害に対する国陪訴訟が起こされる予定ですし、ハンセン病患者に対する「特別法廷」の違憲性も追及されていくでしょう。わたくしは、一九八八年以来、歴史学研究だけではなく、現実のハンセン病回復者の人権運動にもささやかながら関わってまいりました。あるとき、東京都で開かれたハンセン病回復者の人権回復を求める集いに、石原慎太郎東京都知事(当時)を招こうという提案があったので、強く反対しました。また、あるときは、鹿児島県鹿屋市で

開かれた集いに地元の自衛隊の司令官を制服のまま招こうという提案があったので、これにも強く反対しました。女性や在日韓国・朝鮮人への確信的差別発言を繰り返す石原慎太郎は人権を語る集いにはふさわしくないと考え、沖縄のハンセン病患者が戦時下は日本軍により、戦後は米軍により銃剣を突きつけられて隔離されたことを知れば、制服の自衛官の姿は沖縄から参加する回復者を傷つけると考えたからです。しかし、わたくしの言動は特定の思想を押し付けるもので、思想信条の自由に反すると主催者たちから厳しく指弾され、わたくしは孤立し、以来、わたくしはハンセン病問題に対する現実的な取り組みからは身を退き、歴史学研究にのみ自らの言動を制限してきました。ハンセン病問題に取り組む一部のひとびとが権威を求め、権威におもねるようになったため、こうした事態になったと考えています。

こうした権威を求め、権威におもねる潮流こそが、ハンセン病問題における歴史修正主義を生み出し、それを許容する土壌です。思想信条の自由という詭弁が歴史修正主義を許しています。法律「癩予防ニ関スル件」は患者救済の法であった、ハンセン病療養所は患者救済の場で「アジール」(聖域)であった、絶対隔離は不徹底であった、糾弾の歴史、被害の歴史を乗り越えよう、と語るひとびとよ、あなたがたの論理は学問的に、実証的に誤っているだけではなく、思想信条の自由の美名の下にハンセン病患者・回復者の人生を冒瀆するものであり、熊本地裁判決を否定するものであるとわたくしは考えます。わたくしは小笠原登の「日記」を解読し、分析し、小笠原の精神を学びました。わたくしは逃げません。わたくしはひとりでもたたかいます。己の名誉のために人権をもてあそぶ者とは決して妥協も和解もしません。たたかうのみです。それがわたくしの歴史学です。

しかし、わたくしはひとりではありません。多磨全生園の故山下道輔さんからはいつも研究に期待していただき、山下さんの期待に応えたいという思いが研究へのパトスとなりました。自衛隊の司令官を招くことに反対して、予想もしなかった「特定の思想を押し付ける」というきびしい批判を浴びて絶望の淵に落ち込んでいたとき、尊敬する牧師でもある故荒井英子さん（恵泉女学園大学）は病床から強い励ましのメッセージをくださいました。「あなたは間違ってはいない」という荒井さんの声はわたくしの希望となりました。故小松裕さん（熊本大学）は、人生の最期までわたくしを応援し、助言してくださいました。笑いながら静かに「藤野さん、それは違いますよ」と忠告してくれたあなたの顔を忘れません。本書は小笠原登の精神を受け継ぎ、山下さん、荒井さん、小松さんの遺志を受け継ぐものです。

また、古き友人であり、差別史の研究におけるもっとも信頼し得る同志であり、そしてもっとも手強いライバルでもある黒川みどりさん（静岡大学）、結核政策史の研究からわたくしに刺激を与えてくれる青木純一さん（日本女子体育大学）、障害者問題の研究で問題意識を共有する高橋淳子さん（新潟青陵大学短期大学部）、四国遍路とハンセン病患者の関係の研究に取り組んでいる歴史学徒の関根隆司さん（東京大学大学院博士後期課程）、首都圏でも、沖縄でも、全国各地で平和と人権を守るたたかいの現場に立っている松永和子さん（法政大学）には日常的に励まし続けていただいております。皆さんと酒を呑み、議論するたびに、エネルギーをたくさんもらいました。

さらに、問題意識を共有できた無らい県運動研究会の皆さん（その研究成果は『ハンセン病絶対隔離政策と日本社会』として二〇一四年に六花出版より刊行）、ハンセン病問題ふるさとネットワーク富山の皆さんをはじめ、新潟、沖縄、鹿児島、大阪、長野、東京、神奈川……全国でハンセン病回復者を支援している方々からも多くのエールをいただきました。権威を誇るひとびとの間では孤立しているが、権威にとらわれないひとびとの間では孤立していない、その実感が、今までわたくしを支えてくれました。応援してくださった皆さん、ありがとうございます。

そして、「小笠原登関係文書」の調査、解読、出版を快諾してくださった小笠原英司師をはじめ圓周寺の皆さん、協力してくださったあま市人権同和対策課、あま市人権ふれあいセンター、真宗大谷派解放運動推進本部、真宗大谷派名古屋教務所の皆さんにも厚く御礼申し上げます。なお、本書作成については以下の機関でも調査に協力していただきました。付記して謝意に代えさせていただきます。

愛知県立図書館・奄美和光園・奄美和光園入所者自治会・鹿児島県立奄美図書館・金沢大学附属図書館医学系分館・京都大学医学部・京都大学医学図書館・京都府立医科大学附属図書館・国立ハンセン病資料館図書室・浄土宗宗務庁・多磨全生園入所者自治会・豊橋市立中央図書館・名古屋市立鶴舞中央図書館

最後に、本書を六花出版から刊行できることは大きな喜びであることをお伝えします。同社の山本有紀乃さんとまた、いっしょに本を創ることができました。ありがとうございました。

二〇一六年　大寒の候

藤野　豊

や

ら

わ

主要人名索引 ＊小笠原登は除く

ま

や

ら

な

は

た

さ

索引

主要事項索引 ＊ハンセン病は除く

孤高《ここう》のハンセン病《びょう》医《い》師《し》——小笠原登《おがさわらのぼる》「日記《にっき》」を読《よ》む

著者——藤野豊

定価——本体一、八〇〇円＋税

発行日——二〇一六年三月三日　初版第一刷

二〇一七年三月三日　初版第二刷

発行者——山本有紀乃

発行所——六花出版

〒一〇一－〇〇五一　東京都千代田区神田神保町一－二八　電話〇三－三二九三－八七八七　振替〇〇一二〇－九－三二三五二六

組版——公和図書デザイン室

印刷・製本所——モリモト印刷

装丁——臼井弘志

著者紹介——藤野豊（ふじの・ゆたか）一九五二年横浜市生まれ。日本近現代史研究者

主な著作『「いのち」の近代史——「民族浄化」の名のもとに迫害されたハンセン病患者』かもがわ出版、二〇〇一年、『ハンセン病と戦後民主主義——なぜ隔離は強化されたのか』岩波書店、二〇〇六年、『戦後日本の人身売買』大月書店、二〇一二年

写真提供——圓周寺、真宗大谷派東本願寺（本扉データ）

ISBN978-4-905421-95-5

既刊図書のご案内

ハンセン病絶対隔離政策と日本社会

無らい県運動の研究

ハンセン病患者を地域からあぶり出し、住み慣れた故郷から終生出ることのできない療養所に追い込んだ、絶対隔離政策。患者の人生を奪い、人権を踏みにじった「無らい県運動」の実態を明らかにし、現在もなお続くハンセン病元患者やマイノリティへの差別構造を考えるための書!

●A5判・並製・320ページ
●定価——2、800円+税
●編——無らい県運動研究会
●推薦——神美知宏

編集復刻版　全10巻

『戦後初期人身売買／子ども労働問題資料集成』

第I部人身売買編——女性や子どもの人身売買に関する雑誌記事や公文書資料を含む一九四五年より六〇年頃までの貴重資料を収録。

第II部子ども労働編——年少労働と呼ばれた子ども労働の実態を明らかにすると同時に不当労働や脱法と呼べるような子ども労働の問題を示すパンフレットや書籍の資料を収録。

児童福祉史・児童教育史・女性史のみならず労働史・占領期研究等、人権の問題に取り組むすべての人々・研究機関に呈する。

●A5判（第1巻～第6巻）・A4判（第7巻～第10巻）・上製・約4、000ページ
●揃定価——196、000円+税〈全3回配本〉
●編・解説——藤野豊：人身売買資料
石原剛志：子ども労働資料
●推薦——逸見勝亮、角田由紀子、岩田正美、増山均